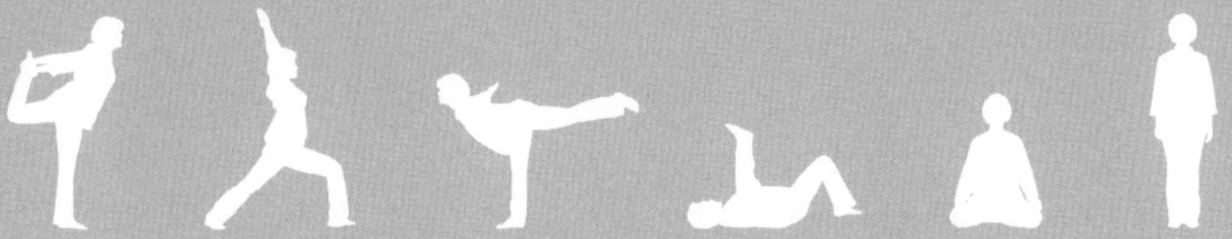

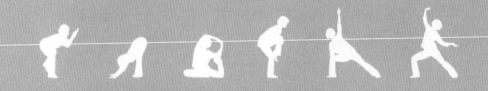

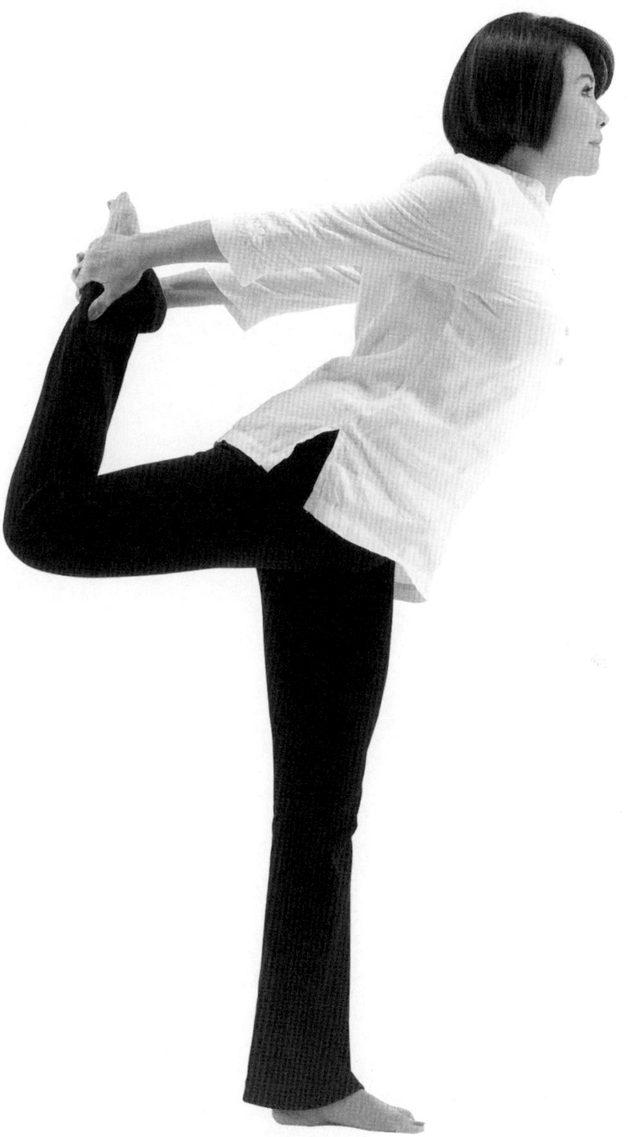

在瑜伽中聽身體說故事

佘雪紅

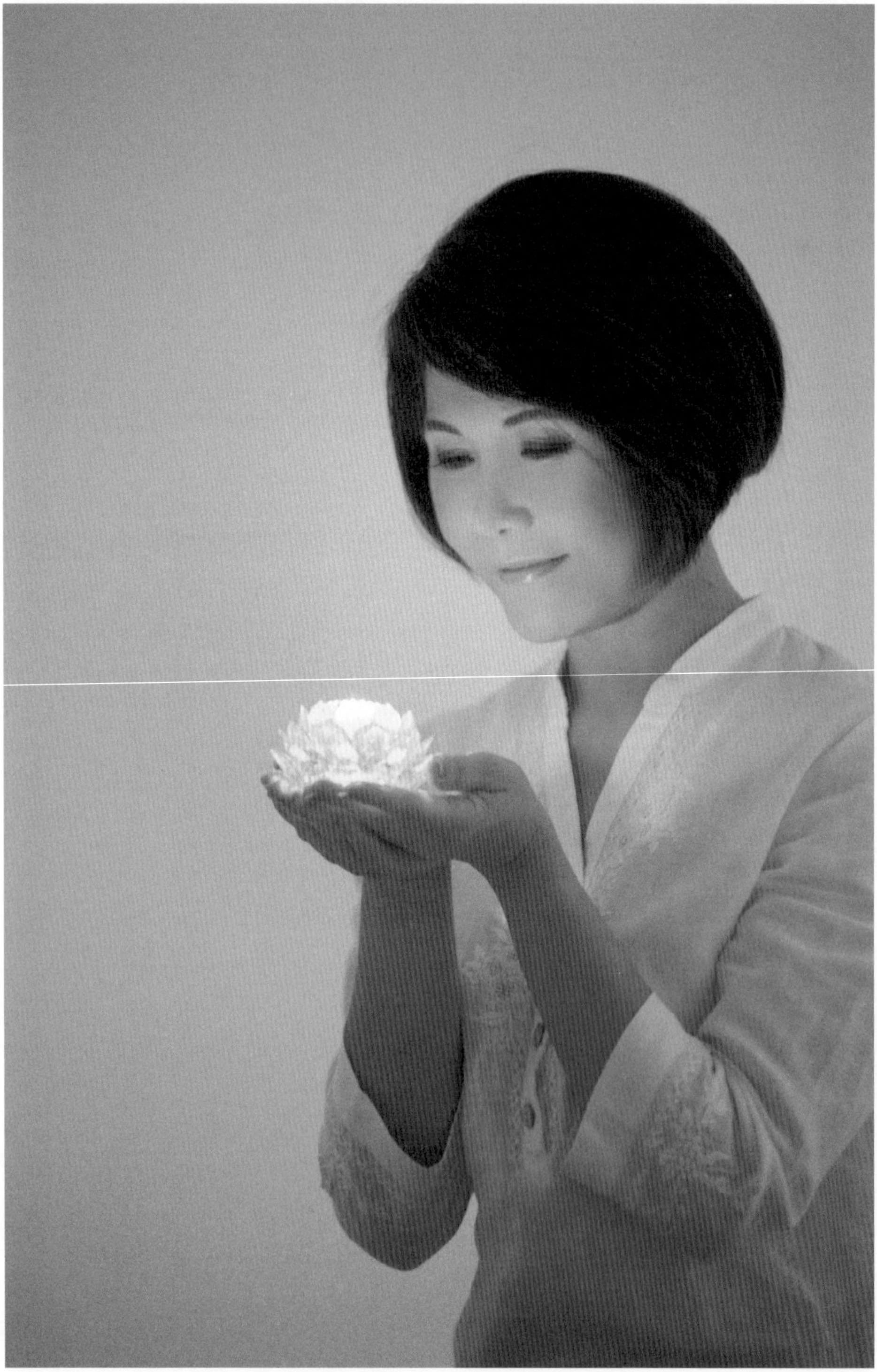

每天2分鐘，下載宇宙的能量

身與心、人與人、人與宇宙如何連結，關鍵就是學習如何「愛」。要如何讓自己時時刻刻擁有愛的能量？

我們可以每天用感恩的心跟宇宙「討愛」，喚醒正面的能量、吸收好的能量，讓愛傳遞出去。

每天早上，在胸前雙手合掌，感謝上天、自己、父母親、家人、師長、神，並對自己說：

①感謝上天給我這麼多的愛。
②我會學習你的愛跟大家分享。
③感謝我的頭腦，充滿智慧、創意、正面思考。
④感謝我的喉輪，能有條理、有組織的表達及溝通的能力。
⑤感謝我的雙手，給人健康、給人溫暖。
⑥感謝我的心，是這麼柔軟、這麼充滿愛。
⑦感謝我的身體，這麼健康、有活力、行動自如。
⑧感謝我有一個快樂的生活。
⑨感謝我的雙腳，為我奔走天下，擴展我的路。

無法正確抱腳，可以這麼做：

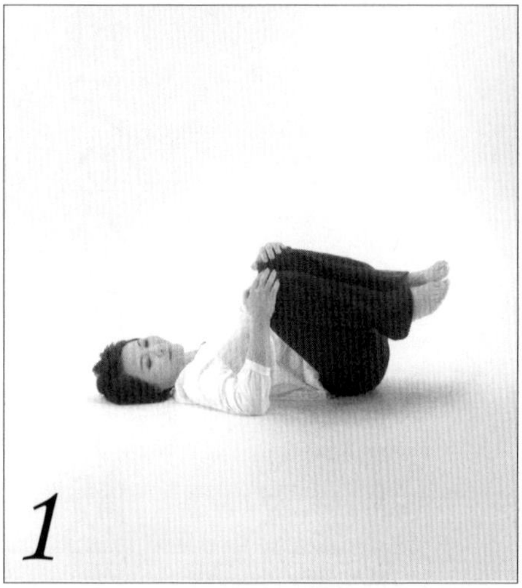

當我無法抱腳，讓胸部與雙腳彼此多一些空間，手臂放地上、左右搖擺雙腳，按摩腰部。

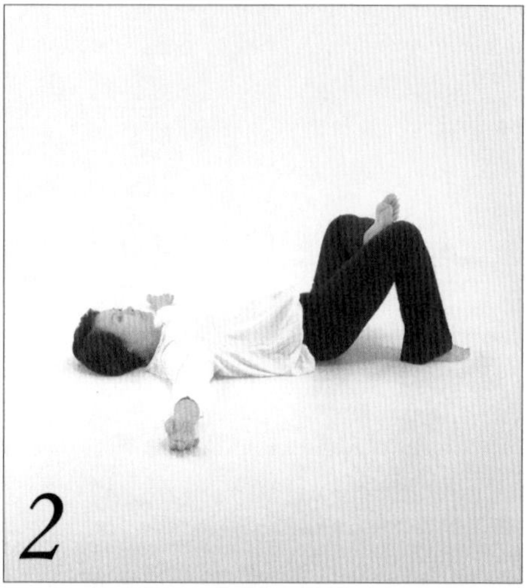

當你放鬆腰部，可以瀟脫一下，翹起二郎腿，單腳上下鬆開大腿內側肌肉群。

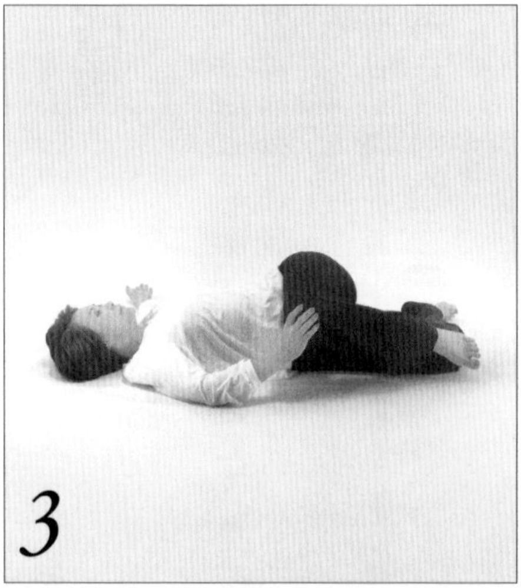

再來，拉開大腿外側肌肉群。其實，抱腳不只是抱腳，而是要鬆開周邊的肌肉群，才能左右逢源。

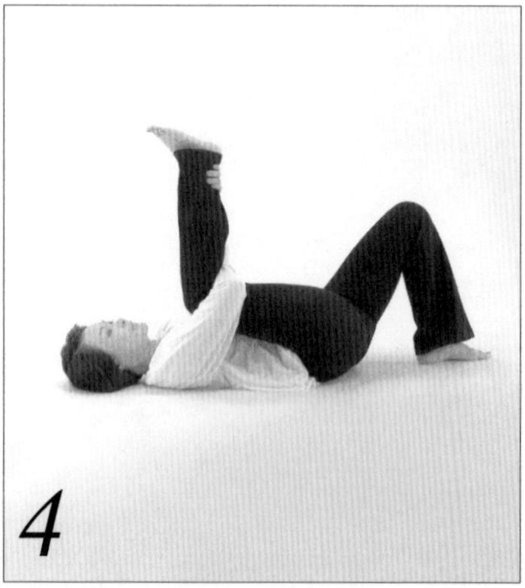

當你無法好好抱腳，個別放鬆腰部、肩膀、手的每一塊肌肉，再拉開大腿內外側、後側肌肉，感受過程中每個部位的運轉，這就是愛。

練習跟自己對話

透過前後頁2個動作，檢查、重整自己的身體狀態，並聆聽內在的感覺，
看看不流暢的動作，是身體卡住了，還是意念絆住了？

之一
你怎麼抱腳？

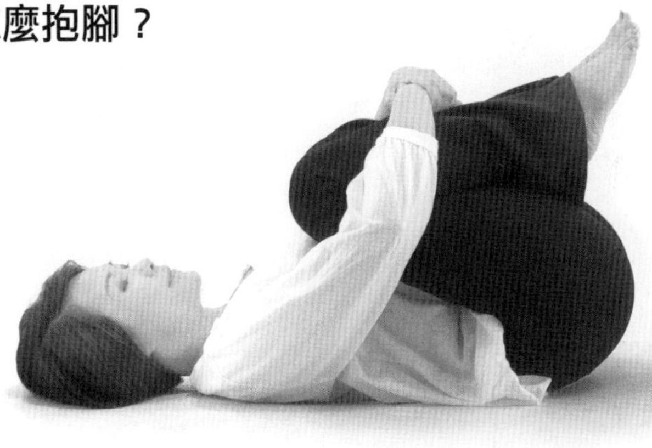

標準式

狀況 *1*：埋頭苦幹、硬撐的人

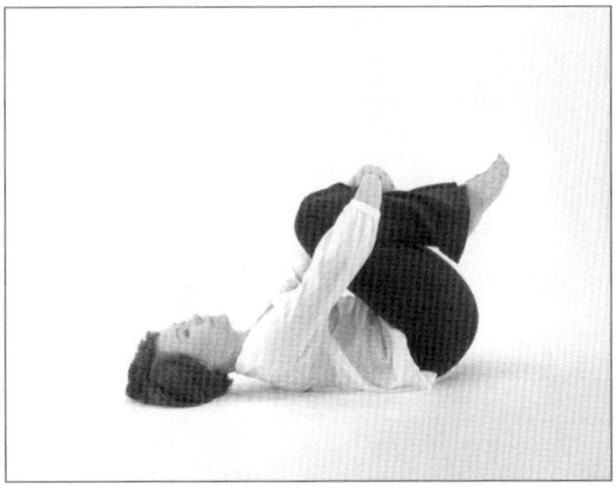

你可能是腰挺得很高的人或一直在低著頭埋頭苦幹的人，所以你的腰部及周邊肌肉張力不平衡。

狀況 *2*：一直在承擔的人

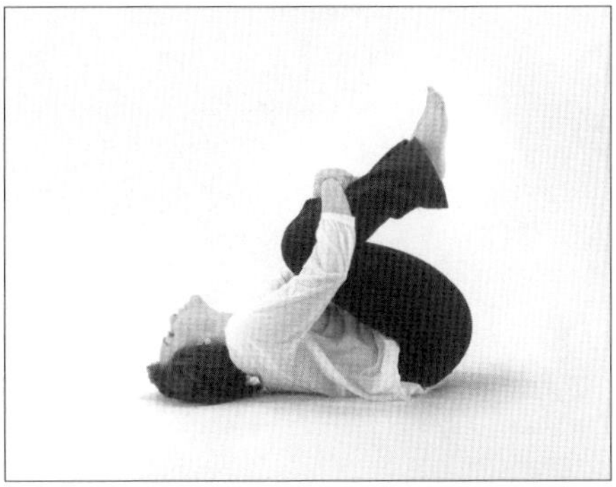

你的頸肩懸空、緊張，肩膀一直在承擔很多事情，你是否用全身的力量在抱腳？你的身體感覺如何？你覺得喘不過氣、有沉重感嗎？

無法正確雙手撐天，可以這麼做：

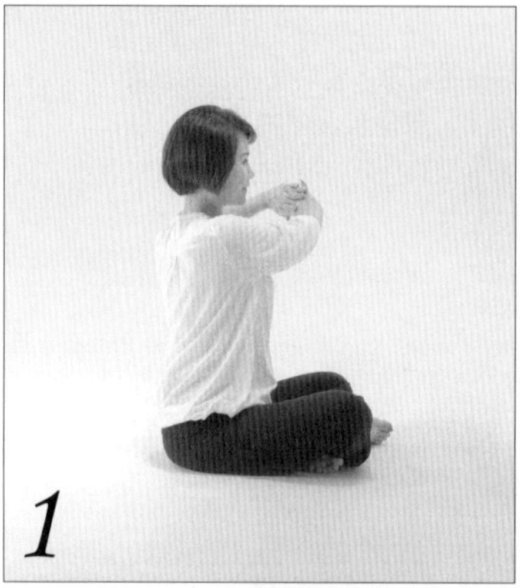

讓肩膀順勢而為，往左、往右拉開上背、肩膀內側的肌肉群，鬆開周邊肌肉。

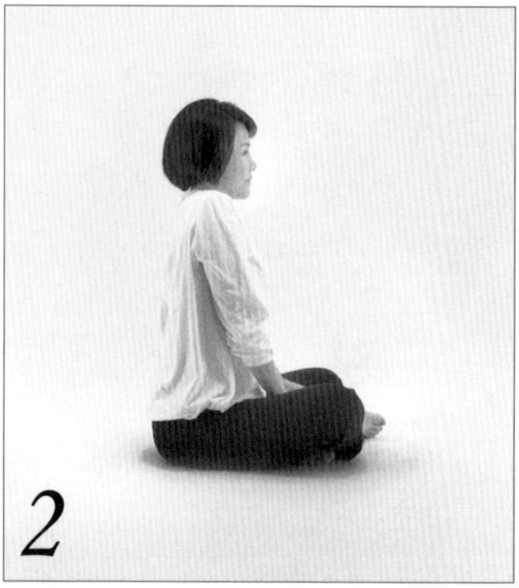

聳聳肩，讓自己放下卡住的點，慢慢面對自己，學會灑脫。

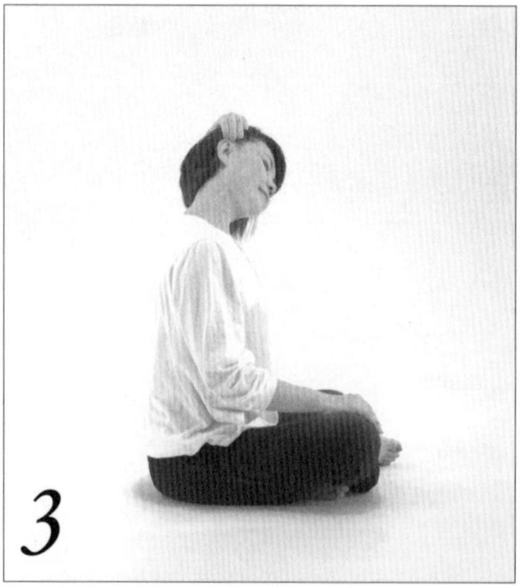

拉開頸部肌肉。

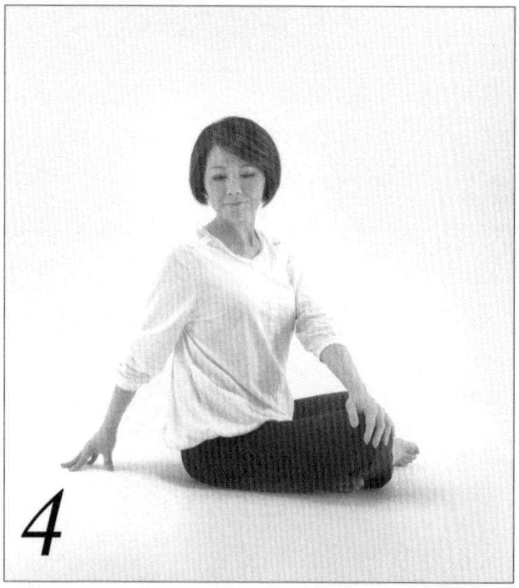

當肩、頸拉開，而你的身心連結得像水一樣的自然流動，就能面面俱到，將你的愛善運任轉。所以，原來手舉不起來的關鍵點不是你所想像，而是要你觀照每一個地方，才能切入主體。

ⓩ之二

你的雙手可以撐天嗎？

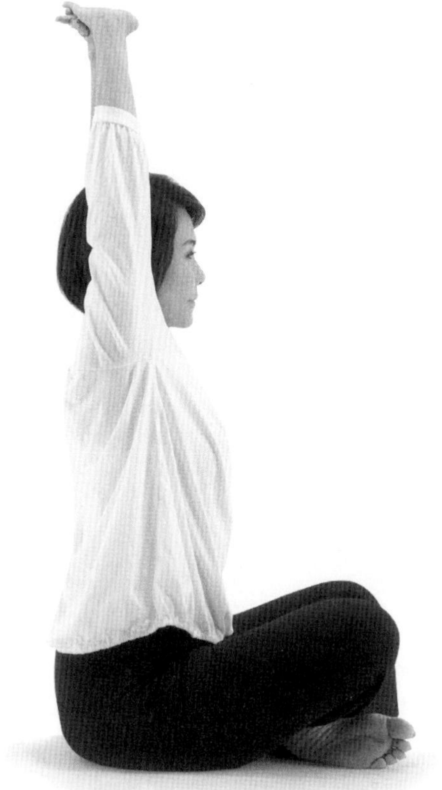

標準式

狀況 *1*：無法舉起的人

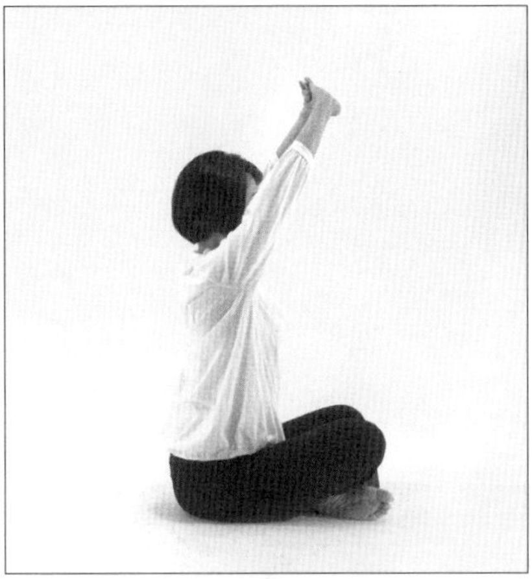

為什麼無法舉直？你的手真的頂不上去嗎？不管你是努力往上擺動或往下甩手，都是咬緊牙關在做事。你其實可以換個方式面對它。

狀況 *2*：可以自我超越的人

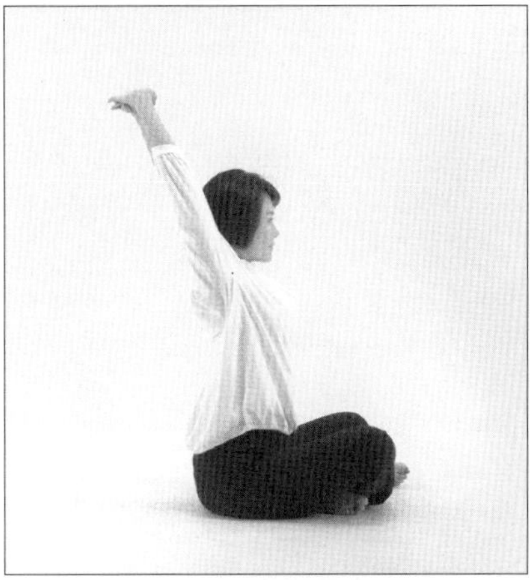

Ⓐ天生柔軟度高，孤芳自賞。
Ⓑ苦練出來的，請檢查自己是不是只訓練了單一的肌肉，還是每塊肌肉都鬆開？
Ⓒ用心做到的，所以瞭解每一塊肌肉的運作，甚至尊重它、愛它，讓每塊肌肉由內到外從連結到融合。

在瑜伽中 聽身體說故事

作者◎佘雪紅

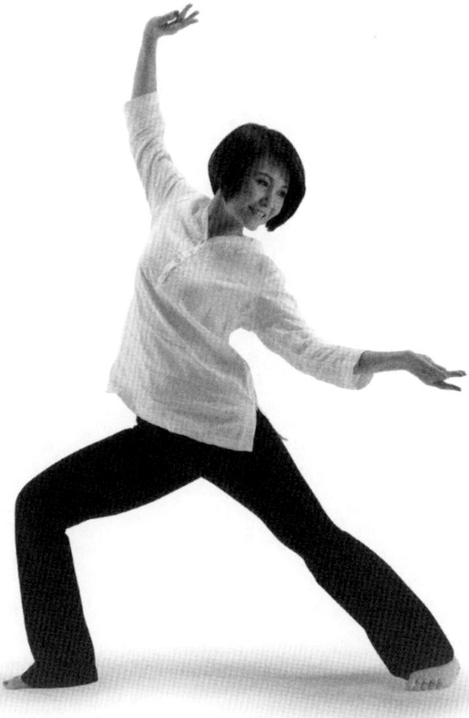

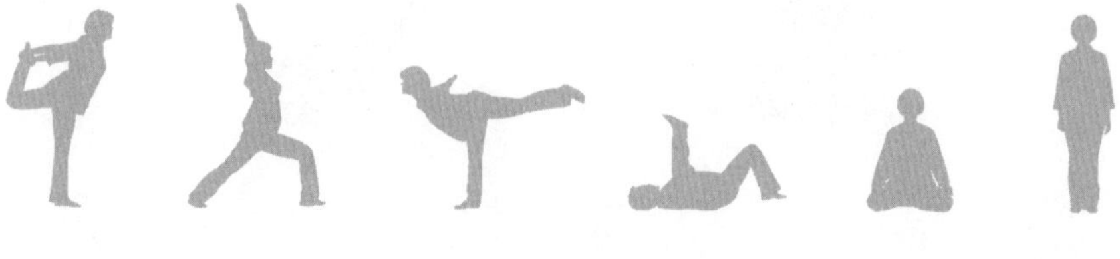

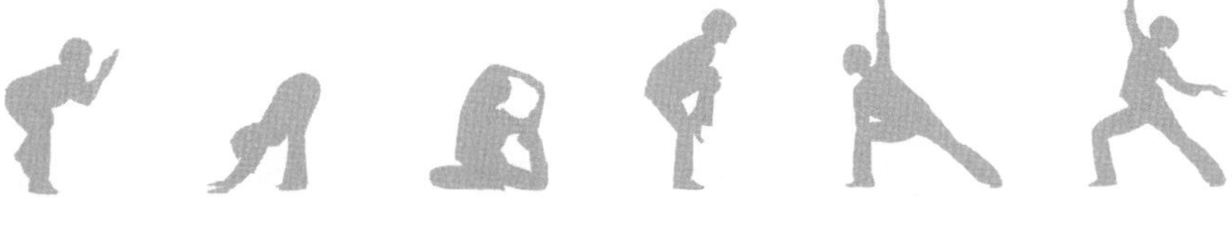

Part 2 連結他人——原來，你想的和我想的，不一定會一樣

【學習三】

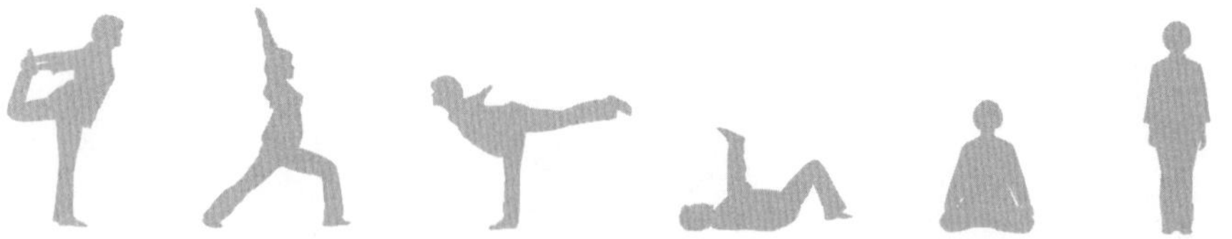

Part 3 連結宇宙——身體是小宇宙，隨著大宇宙跳動著

Part 4 連結愛——體驗接納與給予之間的平衡力量

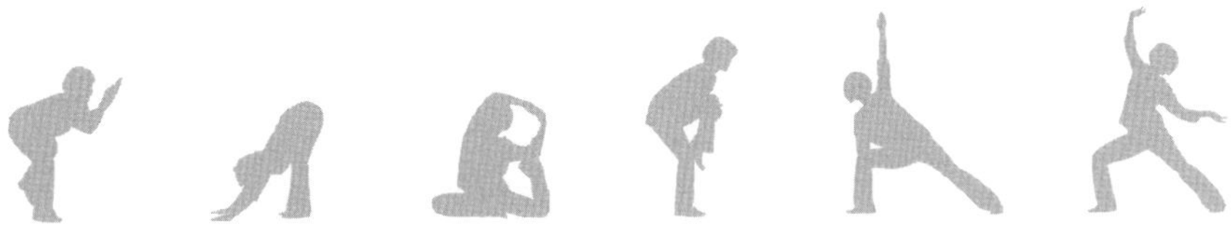

【推薦序二】

從瑜伽的體驗探索內在心靈

宋芳綺（自由作家）

初秋的夜晚，接獲一通電話，那溫柔的熟悉的聲音，來自塵封的記憶，卻不曾忘記，如此熟悉。佘老師在電話裡告訴我，她有關心靈與瑜伽的書要出版了。十二年，我內心等待這本書的誕生，不知不覺地等待了十二年。

記憶，拉回到一九九九年的冬天，在民族東路巷子裡的一家咖啡館裡，兩個女人手裡各自握著一杯溫熱的咖啡，聊著生命中的一些經歷與學習。突然，我說：「老師，我覺得妳應該把妳的生活體驗寫下來。」當時，我剛辭掉出版社主編的工作，成為一位「自由作家」，因此，對於書寫素材的敏感度較高。佘老師一聽，愣了一下，然後笑了：「怎麼寫？誰來寫？妳來寫！」像是彼此間深藏已久的默契與心願，於是，我們開始規劃……。

當年，我在台北工作，租屋在龍江路的小巷內，佘老師是我的房東，也是一位瑜伽老師。瑜伽教室就設在我所承租的公寓內，因此，我們幾乎天天見面。對於「房東」的初印象——舉止優雅、談吐不俗、開朗幽默的女士。熟悉之後，我發現佘老師有一顆敏感善解的心和一份真誠體貼的情意，因此，我們彼此間的互動不僅止於房東與房客，反而像是親切熟悉的姐妹。

我記得，每天傍晚下班回家，佘老師也剛好來到瑜伽教室準備晚上的授課，虔誠佛弟子的她總是先跪在佛壇前禮佛。常常，她一跪就是許久，抬頭仰望著佛菩薩，低聲絮語。每次凝視著她那肅然的背影，我總會在心裡做一些臆測：「她有許多心事嗎？為什麼好像有好多好多的話要向佛菩薩傾訴？」

直到，某一天的夜裡。已經上完課離去的佘老師，約莫在深夜十一點多又返回瑜伽教室。我經過瑜伽教室，從落地鏡瞥見一個瑟縮的身影——佘老師蜷坐在教室的角落，雙手抱膝，整個臉深埋在雙腿間。那消瘦的背脊微微顫動，彷佛因刻意壓抑著哭泣而身軀顫抖。我靜靜地走進瑜伽教室，抱住她的雙肩，無言。我知道，當下任何安慰的言語，都不如給予她靜默的溫暖的支持。半晌，她突然像洪水潰堤，嚎啕大哭，哭泣間，滔滔不絕地傾吐——先生的固執、兒子的叛逆，家庭爆發的不可收拾的激烈衝突⋯⋯。這時，我才深深體會她內心的苦，她那明亮的燦爛笑容背後，隱藏著多少的煩惱、愁悶與傷心。

之後，我們成了無話不說的好友。

「他們父子又吵架了！」雖是淡淡的說，但從她眉宇間可以感受到她內心多麼煩憂。

她依舊每天拜佛，但她更努力去學習有關身心靈的課程。她是一位溫暖的母親、溫柔的妻子，介於兩個剛強的「男人」中間，她學習以柔克剛，如打太極拳一般游移於先生與兒子之間，化解他們的心結，潤滑他們僵硬的情感。每每有所「進展」，她便會來與我分享。我好讚嘆她的柔軟、耐心與智慧。

「妳應該把這些事都記錄下來。往後，他們父子一起回憶這林林總總時，一定會哄然大笑。」每次聽完她的敘述，我的「職業病」就會油然而生。而書寫的意趣，也在一次一次的分享中堆疊，隱隱浮現。

我們開始認真規劃這一本書——從瑜伽的體驗探索內在心靈。因為我的小產，使得書寫計畫戛然而止。接著，又是外子的意外驟逝，我傷心欲絕地離開台北回到南部，療傷撫痛後專心投入於幼教工作。

此事，也就沉澱在記憶中，成為心中一點隱隱的遺憾。

當接到佘老師的電話，邀請我為她的新書寫序，我內心有一份難以言喻的欣喜，彷彿當年在許願池裡丟下的一枚銅幣，終於願望成真。我毫不猶豫地答應。

幾天後，佘老師捧著熱騰騰的書稿南下，我迫不及待地享受這份期待已久的心靈宴饗。

我總是，讀著讀著，就會暫時放下書稿，心裡不斷反覆咀嚼著那清亮的智慧的文字：

——透過身體，我們可以看見過去；透過身體，我們可以解讀現在；透過身體，我們可以預約一個美麗的未來。

——修習瑜伽時，追求的不是體位的完美展現，而是當下身與心的最美妙的平衡。

——學習瑜伽的第一課，就是認識「痛」。……透過「痛」，我們感受到身心互動的瞬間覺知。

多麼清晰透徹的提醒。

宗老師透過「攤屍大休息」的體悟，開啟自己與心的對話。

「我在害怕嗎？」、是「害怕自己會失敗嗎？」，還是「擔心自己不夠好？」、「是真的不夠好嗎？不夠努力嗎？」……一連串的自我對話，抽絲剝繭地引導自己進入負面情緒的內在核心，當心念淨化之後，安定的力量會灌注到身體裡，我們會再度看見自己的美與好，感受到被愛與被肯定。

這些話語，對即使沒有瑜伽體驗的我而言，也如沐春雨，清涼而潤澤。

宗老師在指導學生做雙人瑜伽時，指著兩人髖關節之間的裂隙說：

太投入自己的世界，很容易在不經意中傷害對方而不自知，所以努力做好本分之餘，也要懂得「體貼」對方、疼惜對方、感恩對方，因為路上有他相陪，我們才能飛得更高、更遠、看見更美好的風景。

想要與人共飛，就要先學會「體貼」。多麼美妙的領悟啊！不僅是瑜伽的學習，夫妻之間、親子之間、朋友之間，甚至是職場上的人際互動，不都是如此嗎？任何場域、任何角色扮演，希望相互成就、彼此共享，如果不懂得體貼、疼惜與感恩，那只會製造抗拒、拉拔和衝突。

一個個僵硬的身體需要幫助，一顆顆疲憊的心靈渴望撫慰，佘老師給予的不僅是體位的調整，更給予心靈的滋潤。這份喜悅、盈滿的能量，不是偶然天成，而是她生命中深刻的體驗、內省與醒覺。

我迫不及待讀完初稿，也迫不及待這本好書的誕生。它不是一本瑜伽書，而是結合著身體、情感、靈性領悟的一本充滿智慧的書。對忙碌的現代人而言，是一劑清涼，尤其在反覆熟嚼之後，會有一種豁然開朗的清明與自在。

這是一本教我們如何學習「愛」的好書，愛自己、愛別人、愛周遭的一切有情。閱讀本書，我們將明白，如何從身體開始學習愛，學習與自己對話，讓心靈愈來愈自由。

【推薦序二】

原以為只是一本「瑜伽教科書」

周燦德（前教育部常務次長、正修科技大學講座教授）

在原已忙碌的生活中，無預期地被邀請為《在瑜伽中聽身體說故事》這本書寫序，一方面倍感榮耀，因為知悉作者是瑜伽教室的名師；另一方面誠然惶恐，畢竟我對「瑜伽」素來是門外漢，深怕寫的不對頭會有負期待。因此，坦白說，我是硬著頭皮，心想只要能交差了事就可以了。

然而，當我從頭到尾，仔仔細細的把整本書念完時，突感內心澎湃不已，那種驚艷和深受震撼的感覺，真是無以名狀。因為，對一個以教育專業和具心理輔導經驗背景的我來說，原本以為這只是一本「瑜伽教科書」，萬萬沒想到作者把她畢生浸潤瑜伽累積的生命智慧轉化成了慈悲的能量，藉由此書，布施予每一位瑜伽學習者。我為作者的用心、智慧和人性關懷的情操，心生感動，更敬佩不已。

在書中，作者把學瑜伽、教瑜伽的過程，從個人成長歷程中的親身體驗，教學的見聞和學生案例的導引，連結到生活面、人際互動面的感觸和對生命價值與意義的體悟，點點滴滴，一樣一樣地轉化成一篇篇精彩有味，發人深省的案例故事和智慧雋語，一路讀下來，除了見識到作者思維的高度與深度外，更佩服其解析事理的字字珠璣，精闢入裡。

綜觀本書，作者以「愛」為核心價值，以「瑜伽教習」為內容主體，連結自己、連結他人、連結宇宙到連結愛。誠如作者在文中所說：「身體肌肉的不平衡，是來自於不平衡的習氣」，而習氣又和日常中的慣性思維、行為和個性有關；我們常會不自覺地「在自我設定的輪迴程式中，反覆某些言行舉止，因果相生相循不已」。因此，如果想找到改善的契機，只有先接受自己身體的原樣，才能改變並達到心境中期盼的式樣；而原樣非源自初始，乃是後天的習氣漸進累積，形塑而成的。我想，作者這樣的教學理念，正好和心理輔導學上主張的「只有接納自己，才能改變自己」的看法相符。而這種「由接納到改變自己」的歷程，事實上，正是「愛自己」的表現。一個人如果在心中植栽了一顆「愛自己」的種子，經由瑜伽的修練，就可以成長為參天大樹；如果在人與人的互動中植栽了一顆「愛他人」的種子，經由瑜伽的修習，就可以開啟尊重他人的心窗；如果在天地宇宙中植栽了一顆「仁人愛物」的種子，經由瑜伽的學習，就可以涵養一個人誠己、誠人、誠事、誠物的情操，達到人與自己、人與人、人與宇宙萬事萬物間，和諧、和平與喜悅的相互對應關係。

在書中我發現作者的教學理念，完全是以學習者為主體、為中心，藉由對不同瑜伽學習者的身心特質和問題案例，協助並引導他真誠地去認知自己，和自己的身體對話；探索心理，和自己的信念和意志對話；尊重和同理周遭的人事物，並和自己生活中一而再、再而三的言行舉止和習以為常的慣性思維和行為對話；也和自己的生命意義和價值觀對話。從對話中細細的體會、品味，找到解決問題的適切出口，讓生理的、心理的，或人際的問題都能獲得圓滿的結局。

因此，我認為作者不僅是一位瑜伽的智慧「經師」，同時，也是一位充滿愛心的生活「人師」；更是一位實踐盧梭教育主張：「順應自然，法乎自然」的教育家，強調無論是瑜伽的學習、生活習性的調整或更深層次生命價值觀的反思與建構，都應該真誠、勇敢地和自己的身、心、靈對話；經由探索自我、接受自我、發展自我，達到完成自我的目標。這就是作者所強調的，學瑜伽要「到味」，只要是符合自己的，就會有自己的「味道」。切忌勉強和躁進，而應找到符合自己的方式，然後循序漸進，適性地開展自己的潛能，以完成自我實現的理想。

「瑜伽，不只是一種身體的伸展運動，心的覺知活動，更是一種面對生活的正向態度。」作者的看法，我深為認同。此外，作者說「以痛為友」的理念與存在主義大師尼采說：「痛苦的人沒有悲觀的權利」看法一致。的確，正向態度是成功者的共同圖像，我記得某知名雜誌每年都會針對全台五百大企業領導者做「企業的用人取向」問卷，結果顯示「正向態度」幾乎是企業最重視的特質。因此，作者的瑜伽哲學，追求的不僅是個人身、心、靈的合一，同時兼及人與人、人與家庭、人與天地宇宙的融合，只要好好學習，可臻天、地、人合一的境界。

好書一定要推薦給別人分享，《在瑜伽中聽身體說故事》保證開卷有益，是一本易讀易懂的好書，書中深蘊著教育和生活處事的哲理和韻味，讓你愈讀愈愛不釋手。所謂「錯過一本好書，如同錯過一位良人」，書中「智慧蓮花處處開」，只可惜我的拙筆無法一一描繪，僅能拾掇篇章中之一、二以為序文，讀者若想窺知全貌，請千萬不要錯過。

【推薦序三】

把握當下，做自己身體的主人

張少熙（國立臺灣師範大學運動與休閒學院院長）

運動有益身心是眾所皆知的事，但很少人會將運動視為一種信仰，並「事證實修」加以實踐，將運動轉化為智慧，佘雪紅老師便是如此。佘老師從事瑜伽教學二十餘年，引領許多民眾了解瑜伽的樂趣、實修瑜伽動作、感受瑜伽精義，不僅使人獲得身體健康，更領會生命的哲理。

書中的每一則故事，處處可見她細緻又大器的人生智慧。透過自身的經驗，藉由簡單的道理，導入瑜伽實做的體驗，讓學習者運用有限的生活時間，得到寬廣的生命空間，不僅練身更是練心。課堂中沒有高深的道理，卻有回味無窮的禪思，這樣的老師，令人敬佩。

對學習者而言，佘老師不僅僅是一位專業的瑜伽老師，也是一位值得信任的心靈導師，佘老師潛修瑜伽的過程相當艱難，也曾經在傳統印度瑜伽與台灣人的習性兩者間掙扎，但佘老師懂得蘊養自己的身心，讓自己充滿正向能量，再回饋給學生。教學時，更用心堅持「瑜伽的原意」，強調學習瑜伽時動作到位與否並非重點，而是藉由做瑜伽的過程，讓學生透過自我的覺察與省思，重新認識身體，傾聽身體與內心的聲音，達到自我的身心連結，進而形成人與人的連結、人與宇宙的連結。學生跟著學習，除了體態與健康的改善外，還有滿溢的快樂與愛。這樣的教學方式，在在都值得教育工作者學習。

佘老師積極、樂觀、熱愛自己與他人的特質皆源自瑜伽，這些正向情緒與思維不僅引導她克服自身的種種難關，同時也透過瑜伽教學傳達給學員，現在，更化為文字故事，讓更多讀者有機會看見瑜伽的富美能量，以及佘老師因瑜伽而美麗的人生。讀完這本書，把握當下跟著實踐，您也可以做自己身體的主人。

【作者序】

觀察身體，解讀你的心

在推廣輕瑜伽獲得廣大迴響之後，原來計畫接著推廣雙人瑜伽，因為現代的年輕人大部分的時間都在和機器溝通，不習慣和人相處，所以希望藉由雙人瑜伽，讓現代人可以學習「接觸」，學習如何妥適地幫助別人，也學習開口告訴對方自己的需要。

可惜，除了跟我修習瑜伽多年的舊生之外，其餘的學生很難自力、他力合一去達到更深層的伸展，享受那種身體放鬆的滿足感，讓人很自然地會感謝合作夥伴，會希望幫對方也達到同樣的境地。因為我很享受與人圓滿互動後那種歡喜的感覺。

雙人瑜伽的推廣雖然不如預期，來修習瑜伽的新生還是愈來愈多，不只我自己的瑜伽課愈排愈多，女兒黃琬雅的教授課程也相當密集。這說明一個現象：愈來愈多的人想透過瑜伽找回身心的平衡。

在這樣的轉變過程，我改變計畫，從外放地增進人與人的圓滿互動，轉為內省的身與心的連結。所以當這本書做最後定稿時，沒有什麼雙人瑜伽的動作，也很少高難度的瑜伽體位法，卻有很多「退而求其次」的個別肌肉伸展作法，還原瑜伽作為連結身心方法的本來面目。

在這本書中，收錄了身與心是怎麼連結的故事，我希望這本書的讀者能「聽身體說話」，去調整自己的心，達到身、心平衡。

瑜伽的定義是連結，A與B是相連結的，說明兩者可以相互影響，於是A出問題了，調整B可以解決A的問題，反之亦然。本書集中在實證心與身的連結。證明身體變柔軟了，心也變柔軟了；或者可以說心結解了，身體也跟著鬆了。

上我課的學生，常會在課堂上聽到我問某個學生：「你最近怎麼了？」只要是在我自己的教室上課，人數通常維持不超過20個，我能夠逐一調整學生，學生的肌肉變緊張、身體的線條改變，很容易察覺。身體既然有明顯的變化了，由連結判斷，心理的狀態當然也有所改變。

很多人常以為自己把自己的心理狀態隱藏得很好，事實上，騙不了人的。身體其實是個日常生活的結果，包括心理狀態的過程，都一一在身體上留下紀錄。觀察身體，可以解讀其平衡狀態。不用瑜伽老師，只要懂得一點身與心是如何地連結，很容易可以大致解讀出心理不平衡的點。重點在於：我們能不能？願不願意坦然地面對自己？

作為瑜伽老師，有時就是成為那面鏡子，清楚地映照出有問題的點。然後由學生決定，要不要一起努力面對、調整。調整通常是身與心一起，如果只單純地調身不調心，身體的進步很慢，因為只有在做瑜伽的當下，身體可以放鬆，一出教室，又回去緊張的慣性。

我檢視學生、學生更檢視我。很多學生陪我走過我人生的低潮。我非常高興：現在的我，很好。我的身形還在變化中，體重沒有太大的改變，但臀部變小、大腿變細，這表示我自己對於地位、地盤已沒有危機意識。

哈哈！說起來自己都想笑，我還是學護理出身的，但多年來，竟一直以為自己下盤圓潤是天生自然。直到退休後，專任瑜伽老師、有了自己的瑜伽教室，它竟然開始「緊實」，我才回頭去檢視自己的心路歷程。

原來，從出生開始，我就在努力地希望「坐」穩一席之地。我的母親嫁給父親時，父親已有小孩。我是媽媽的第一個親生孩子，母親原來期望我是個男孩，可以幫她穩固在夫家的地位，可惜天不從人願，而我就在與哥哥們的爭勝中展開我的人生。

原來，我從小熱愛音樂、舞蹈、戲劇、體育……，卻聽從父親的話，考公職、當護士。我嫁給同是公務員的老公，希望穩當過日子，卻總在爭吵中度日，我與老公經常大小聲，兒子與老公也不對盤，一見面就吵架，兒子因而患了憂鬱症，而我身體也頻出狀況，有嚴重的便秘、膽結石、肝臟血管瘤……等。

以前的我，好努力、好努力，卻又好不甘心、好生氣。我曾不斷問神明：「我都已經這麼努力了，到底還想怎麼樣?!」

現在我懂了：這些人、這些事體現這樣的相貌，是要來教會我如何愛自己、如何愛他人，他們是犧牲自己來成就我。我多麼的感恩有他們相伴此生。我的家人是陪我成長的夥伴，我不需要消費我的家人來成就自己或成就別人。但我非常地驕傲：我的家人、學生們願意分享他們的故事。

而人生的戲碼永遠不會停止，就在完稿的前夕，兒子和女朋友談分手，我好緊張……。那一天，兒子理了個光頭，看得我的心七上八下，但兒子平靜地告訴我，他去向女朋友的母親道歉，因為讓她擔心了；兒子還說了他未來的事業規畫，以及要把女朋友再追回來的準備。我很感動、很開心、很驕傲：我的兒子好勇敢，他沒有崩潰。

出書前這段時間事情多、睡得少，包括為陽光基金會的朋友們開瑜伽課，師資們也催促再開研修班。但我的精神很好、心境像深層海水般平靜，因為所有的事都只是功課，只是來幫助我們學習的，重點是我們看懂這個題目了沒有。

我還是會繼續試著推廣雙人瑜伽，希望有一天，大家能夠毫無障礙地就牽起對方的手，輕鬆歡喜地成就彼此。

連結自己

——肯定與讚美是最好的藥方

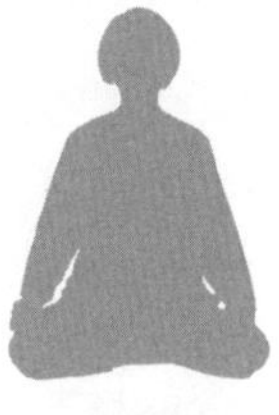

過往心情的軌跡，身體會照單全收、概括承受，更如實地呈現。

不想被「小看」的臀部

除了拍證件照片之外，我們很少在拍照時正面對著鏡頭，就算是大堆頭的團體照，也不難發現總是有些人特別習慣站在左邊或右邊的位置。若是追問原因，可能會得到這樣的答案：「我習慣站在右邊。」或是「我的左側臉比較好看。」

照相時，習慣站右邊的人，重心在身體左側；喜歡露出左臉的人，右邊的身體是隱藏的。心理學家可以從這些有意無意的舉動中，分析出人的心理狀態與人格特質。你是否也曾經好奇我們的身體竟然可以大量存取過往的心情故事？不論是太過複雜，腦袋來不及分析記憶的，或是太過難堪，內心不願意回應感受的等等，身體都照單全收、概括承受。

身形體態，其來有自

從小，我的下半身就特別「顯眼」，尤其是臀部與大腿的部分，粗壯、結實、有力。對於愛漂亮的我來說，這根本是難以忍受的「礙眼」。除了想盡辦法利用服裝「遮醜」之外，還積極地運動減肥，希望一舉殲滅我的心頭大患。

學生時代，我參加賽跑與三鐵競技等運動；出了社會，學習有氧舞蹈。不論我多麼努力認真練習，碩大的臀部與大腿依然頑強地盤據身上，甚至一度成為我學習瑜伽時的「身心障礙」。

學習瑜伽，確實讓我的體重不再忽高忽低，讓我的身形不再忽胖忽瘦，但是，依身體整體的比例來說，臀部與大腿依然「不容小覷」。慢慢地，迫於現實與無奈，我投降了，開始自我安慰：「天生就是梨形身材，這是基因問題，沒辦法改變。」

直到某次的瑜伽冥想，我找到了臀部與大腿「不想被小看」的原因——它來自一段不願被記起、不想面對的童年。

陪伴與連結，照見癥結

一直以來，我靜坐的時間不論長短，總是身心自在、悠然自得，但那次的靜坐過程中，骨盆腔與雙腿痠麻難耐，心中難免生起不服輸的舊習氣，而抱怨道：「為什麼要跟我唱反調？我才剛坐下沒多久而已！」

好勝心起，瞋恨心生，心裡愈是氣惱不平，身體的痠麻就愈強烈，漸漸地竟變成了痛，那痛鑽入骨裡、滲入血脈，我再也無法以抗衡的心，置之不理了。

於是，心對著骨盆腔與雙腳說：「我們和平共處吧！你怎麼了？想要什麼呢？」

當我在這個時候開啟與身體親密的對話，我開始「看見」它們的好，「感謝」它們的辛勞，跟它們「道歉」，並承諾會全然、全心的「陪伴」它們正在經歷的狀態。當我真心地與身體連結，感受骨盆腔與雙腿的痠麻難耐，接受它們這樣的撒嬌時，我聽見身體所傳達的訊息：「『我』可以站得很穩、坐得很穩，不要看不起『我』！」

這句話像一記悶雷，「轟」的一聲，震裂了我的心魂。眼淚奔流，無法抑止。

身體封存傷痛記憶

另一段記憶，則是我的童年。我的母親是父親續絃再娶的妻子，當時父親已有五名子女，而我是入門喜。「後母」的身分讓母親的行事風格像個小媳婦，從小我就看不慣母親事事退讓、樣樣委屈，所以我爭強好勝、勇猛剽悍。母親原來期待我是男孩，能為她爭氣、奠定家族地位，可惜，母親連生了四個都是女孩，因此身為長女的我，認為自己有責任要成為母親的依託，並且扛起照顧妹妹們的責任。

小時候，若是哥哥說了不得體、不禮貌的話，母親總因為自己身分特殊，而無奈地默默不語，在她臉上經常可以看見一絲委屈無助的神情。每當我和大我7歲的姊姊發生爭吵，媽媽一定不分青紅皂白，毒打我一頓，所以我的心裡也總是愁苦、總是委屈、總是不甘，幼小的心靈雖然渴望著母愛，卻也暗藏對母親的不諒解，心中隱隱覺得能依靠的人只有自己了，我一定要成功，一定要占有一席之地。

小時住在四合院中，堂兄弟姐妹總是一起玩耍，遊戲中難免有所碰撞，而小妹妹因為較為瘦弱，所以經常會跌倒、撞傷，哥哥只要一看見妹妹跌倒受傷，就馬上衝過來打我，說我沒有照顧好妹妹。我總是站得直挺挺的，任由哥哥打罵，雙腳像是黏在地上一般，一動也不動，心裡有股莫名的驕傲：「我可以站得很穩，不要看不起我！」

幼小的我，覺得母親無法在家中坐穩地位、站穩腳步，一切都是因為她太過柔弱，所以我要反其道而行。我逼自己強悍、叫自己不能輸，心心念念要站穩腳步、坐穩地位，而身體收受了我的心意，有了回應——臀部與雙腿變得特別「顯眼」，粗壯、結實、有力，完全「不想被小看」。

當身體密碼被破解之後，我感動也感謝，感動它們的無言相挺，感謝它們的無盡付出。於是，我衷心地讚美與感謝它們，並且告訴它們：「我現在已經可以站穩、坐穩了，你們不用再擔心我了，可以放下了。」從那一天起，我的身體漸漸地回復了應有的比例。

鑑賞身體，探究內心

人是習慣的動物。許多不經意的生活習慣，不只形塑出我們的體態，更影響著我們的言行舉止，而這些言行舉止又深深地左右著、牽引著我們的生活方式，如此因果相生、果因相繫，漸漸地我們落入了自我設定的輪迴程式中。就像肢體肌肉的不平衡，是來自於不平衡的習氣，而生活中的不順心，也彰顯輪迴程式的奧妙！

當你在好奇心理學家是如何透過身體，解析出人的心理狀態與人格特質時，不妨也試著裸體站到鏡子面前，仔仔細細地端詳自己，不批判、不比較，用鑑賞的心，審視身體，看看自己的身體是否失去平衡、生活是否找不到重心？

透過身體，我們可以看見過去；透過身體，我們可以解讀現在，找到當下的著力點；透過身體，我們可以預約一個美麗的未來。

先做好「表象」的安全措施
與「受傷的心理準備」，
反而忽略了在過程中用身體去體驗、
用心去感受每個環節。

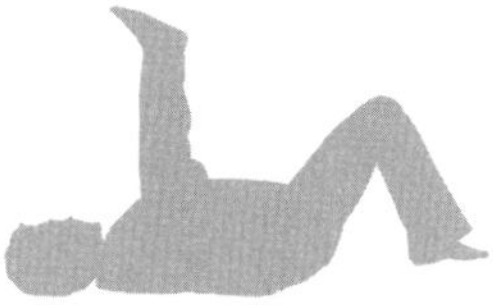

愛又害怕受傷害

瑜伽教室裡，新學員小芬的裝扮最引人側目：護腕、護膝、護踝……，全副武裝、凝神戒備的模樣，彷彿待會兒要上的課程是挑戰極限運動，而不是教人身心放鬆的瑜伽課程。

「不管做什麼運動，都有運動傷害的可能性，所以一定要事前就先做好萬全的準備！」小芬一邊對著我說，一邊再次仔細地檢查所有的安全裝備。

為了讓小芬稍微放鬆一下，我請她在上課前先坐下來、喝杯水，休息休息。遞水給小芬時，我順便給了她一根吸管。小芬笑著說：「老師，我喝水不用吸管啦……。」

等小芬喝了一口水之後，我問她：「妳難道不擔心會嗆到嗎？」

「嗆到?!怎麼會？我又沒有邊喝邊說話……。」小芬一臉疑惑地說著：「只要自己小心、慢慢喝就好，用不用吸管，是個人的習慣問題吧！」

「瑜伽與運動傷害的關係，跟妳剛剛說的喝水與嗆到的關係有點像。」我才剛說完，小芬便慧黠地笑了。

●——傷害身體的不是運動，而是無知

瑜伽明明是溫和愉悅、適合男女老少的運動，卻經常會看到關於瑜伽運動傷害的媒體報導。究其因由，造成瑜伽的運動傷害，大多數的原因不是「瑜伽」本身，而是學習瑜伽前的溝通與準備不足所導致的。

瑜伽，是運動的一種，當然也會有發生運動傷害的可能性。然而，對身體最好的保護措施是，瞭解肌肉骨骼的特性、功能與運作機轉，知道什麼可以做、知道什麼不能做，並且以正確的運動概念來學習瑜伽的體位姿勢，清楚每個動作的著力點、施力點與支撐點，三角架構穩固自然就可以避免運動傷害的發生。

向小芬稍稍解釋如何避免運動傷害之後，我跟小芬說：「瑜伽，是一種較和緩、強調

體驗與感受的運動，妳只要放鬆心情，其他的都不難。」說著說著，我順手指了指她的安全措施，「這些……，妳可以自己決定要不要用。」

既堅強又柔軟的存在著

「愛又害怕受傷害」的心情，在我們的日常生活中經常出現。有時候是在爭取新工作機會時，又有時候是在面臨愛情抉擇時，或甚至是在父母面前與兄弟姐妹爭寵時，不論是哪種情況，「愛又害怕受傷害」的最根本原因是源自心中的不安全感——不知道著力點在哪裡？不知道施力點在哪裡？更不知道在哪裡可以找到強而有力的支撐點？於是，在行動之初，就像小芬一樣先做好「表象」的安全措施與「受傷的心理準備」，反而忽略了在過程中用身體去體驗、用心去感受每個環節。

看看那些新生的小娃娃，在學步階段，義無反顧地踏出每一步。儘管每一步都走得搖搖晃晃、戰戰兢兢，跌倒了再爬起來、爬起來了又跌倒，但是他專心一志地在每一個步伐上，全心全意地尋找下一步的重心，他全然地感受著身體的感受，他既堅強又柔軟的心，讓他愈挫愈勇；柔軟的身，讓他屢敗屢戰。而我們也曾經那麼堅強又柔軟！

小小孩努力學走路，是因為他想要到處遛達、自在的遊戲，所以認真地找出每一步的著力點、施力點與支撐點。當我們知道自己「為什麼而做」，自然知道自己的下一步要往哪裡去，自然可以找出重點在哪裡，因此，著力點、施力點與支撐點也就了了分明。

修習瑜伽時，追求的不是體位的完美展現，而是當下身與心的最美妙平衡，所以一定要仔細注意過程中的體驗與感受，在可能的範圍內盡量地伸展，但要保持讓自己的心與身體同在，這樣才能在超出極限之前悠然而止，這中間微妙的平衡點，要靠心的覺知去探尋。

讓人愉悅的瑜伽，不一定「到位」，卻一定「到味」，也就是說，不強求體位的完美展現，而要求過程的體驗感受。一如讓人愉悅的人生，不一定合「衛道」，卻一定有「味道」，因為知道「自己為什麼而做」，知道自己的能力到哪裡，知道自己的潛力在哪裡。

瑜伽，不只是一種身體的伸展運動、心的覺知活動，更是一種面對生活的正向態度。

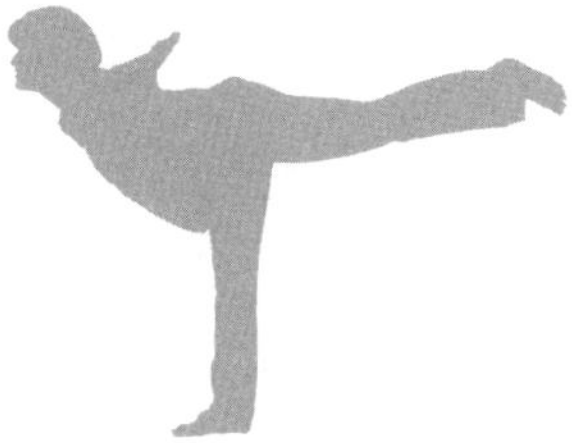

「痛」不等於「有效」，
不要把「常見」的痛當成「正常」。

身體不說謊，痛要有道理

許多人將病痛所造成的疼痛感，誤認為是運動過後的痠痛感，以為感覺愈痛，就表示運動的效果愈好。這種對身體感覺的錯誤認知，在瑜伽初學者身上最容易發現。他們對瑜伽的印象停留在「高難度身體折疊」，既然是高難度，就表示會出現「勉力為之」的現象，隨之而來的「預期性」疼痛也就變得「可以忍受」。

觀念錯，動作不可能對

前些日子，報紙新聞斗大的標題寫著：「狂練瑜伽，脊椎竟骨折」。報導中提及，該女子想藉瑜伽減緩腰痠背痛，即使腰痛不適仍常常在家練習，每次長達一小時之久，後來痛到一天吞三次止痛劑，才就醫檢查，發現已經造成壓迫性骨折，加上椎間盤壞死，必須開刀處理。

這則新聞看得我觸目驚心。既震驚於瑜伽的美被誤用，更心疼這位苦練瑜伽的女士身心受創。我相信多數人練瑜伽的目的，與當年的我相同——是為了強健體魄、鍛鍊心性，如果練瑜伽而導致永久性的運動傷害，那不如不要練了。為什麼有的人練瑜伽，愈練愈開心、愈練身體愈好？而有些人卻傷痕累累、身心受創呢？

對於平時很少運動的人來說，上完第一次的瑜伽課，身體會感到舒暢放鬆，因為平常被忽略的肌肉在課堂上重新有了連結與啟動，而回家後的第二天身體會出現些許的痠痛感，主要是因為身體重新感知了平常被忽略的肌肉間之連結性，需要時間與空間適應新的連結，然而，到了第三天身上的痠痛就不見了，只會感覺到身體變輕鬆了、覺知開始復甦了。

很多人都有這樣的痠痛經驗，卻不明白痠痛的原理與過程，只是草率地將「學瑜伽，痛是基本的」這種錯誤觀念植入自己懵懂的記憶中，甚至對周遭的友人散布「瑜伽＝痛」的錯誤印象。於是，有些人在練習瑜伽時，感覺到身體痛，卻不深究痛的來源與原因，一味地想要靠意志力或藥物硬撐過去。這樣的做法，與瑜伽所強調的身心連結，以及「愛、和平、喜悅」的精神，完完全全地背道而馳了。

多年來的護理經驗，讓我對人體工學、解剖醫學多有涉獵，不僅明白肌肉走向、特性、功能，更重要的是骨骼肌肉間的共構結構與連動機制。清楚明白其間的關聯性，才能保護及保障自己與學員的身心安全無虞。

因此，在課程一開始的前三堂，我會先教新學員一些伸展動作，逆向操作日常生活的肌肉使用習慣，並且加強七大關節的靈活度（腕、肘、肩、腳踝、膝、髖、薦骼），而非真正的瑜伽體位法，最主要的原因是希望藉此瞭解新學員肌肉骨骼的協調性與柔軟度，以及是否有潛在的職業病或生活傷害。

新學員的第二堂課與第三堂課，則皆由助教一對一個別指導，針對學員不同的肌肉群分別處理，讓七大關節的靈活度愈來愈好，血液循環更暢通，肌肉含氧量得以提升，當身體肌肉間的連結性愈來愈好時，學員就能夠完全感受到身體重新被接納的愉悅感。因此新學員的前三堂課，瑜伽老師一定要確實瞭解新學員的痠痛部位、程度是否合乎常理，若與預期中的痠痛部位及程度有所出入時，通常我會建議學員到醫療院所做X光或核磁共振的檢查，因為學員可能有些不自知的潛在職業病、生活傷害，而非肩頸痠痛、腰背僵硬……等「無傷大雅」的「小毛病」，必須及早就醫接受治療。

望聞問切教瑜伽

針對初來乍到的新學員，瑜伽老師一定要加強「望聞問切」的功夫，多蒐集新學員的生活作息、工作型態、運動習慣……等資料，才能瞭解學員的肌肉使用慣性，避免可能發生的運動傷害，如此一來，學員方能離苦得樂，盡情享受瑜伽之美。

望：觀其姿勢體態。是否因長期姿勢不良，而導致肌肉張力不平衡，甚至骨骼位移。

聞：聽其愛好作息。自身性格與工作型態，都會影響筋骨肌肉的協調性與柔軟度。

問：問其日常習氣。運動的種類與強度、頻率，也可能導致身體過勞而無法放鬆。

切：調其覺知視界。調整時要充滿慈悲、感同身受，是要給歡喜，而不是給喜歡。

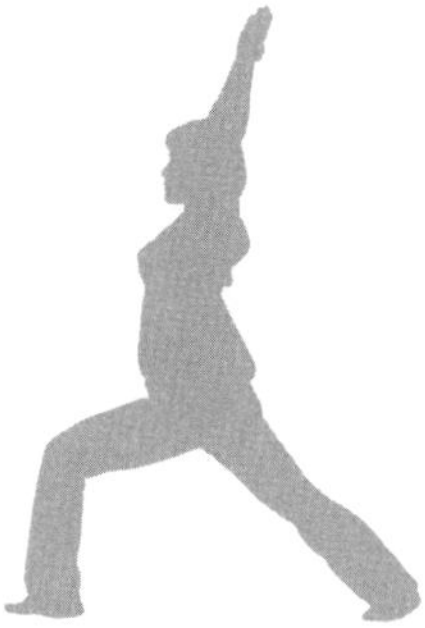

當「痛」產生時，應先給予尊重與接納，
與其一味地想抗爭或還擊，
不如用好奇、鑑賞的心，細細省察痛的感覺與來源。

與痛為友

許多人把「痛」當成是否學好瑜伽的指標，因此忍住身體的疼痛而「勤練」瑜伽，以為熬過疼痛後就可以獲得健康的身體，但這樣的舉動已經對身心造成了戕害，身體原本的不舒服症狀，不但沒有得到紓解，反而加速病變；而「心」也在這樣「執著」的環境中，日漸固化變得不近人情，失去應有的柔軟與敏銳度。

曾經，我也為了「練好」瑜伽而無所不用其極。例如，在做蝴蝶式時，因「不滿」雙膝翹高，而找來當時年紀尚小的一雙兒女分別站在左右大腿上，企圖「控制」身體。這樣強制性的行為，當然伴隨著疼痛，不過，身體的疼痛竟然換來心理上的舒坦：我有一種

「忍辱負重」的感覺，彷彿只要能忍過這一時，就可以換得海闊天空的未來。這樣偏執的想法，讓人偏離瑜伽的軌道，也讓身與心日漸分離。

身心背離，終嘗惡果

為了滿足心念上的欲求執著，而迫害身體，聽起來很不可思議。可是，認真觀察，會發現你我的身邊有很多這樣的人。

有人想在家中取得不可或缺的地位，所以在工作之餘，一手包辦全部家務，把自己累個半死，然後埋怨老公不體貼、小孩不懂事的背後，感受著自己亟欲彰顯的重要性。卻在驀然回首中，驚覺自己成了道地的歐巴桑。

有人把錢當成安全感的來源，因此只要能賺錢、再累也不怕，三餐不定時或是兩天三餐或是一天六餐，漸漸地身體的飢餓感混淆或消失，飲食不再是身體的需要，而是業務上的需要。以不要命的姿態努力追錢，恐怕換來人在天堂、錢在銀行的悔恨。

「身」與「心」是連動的。心裡有事，身體一定也會有所回應，只是我們是否能適時地傾聽身體的語言，及時回應身體所需要的愛，進而將愛灌注到心上呢？由於我們經常性地忽略、忽視身體的警告訊號，使得我們再也聽不見心想說的話。身心日漸背離，我們成了頭號受害者。

——透過痛，感受覺知的瞬間

透過瑜伽，我們可以再次找回身心合一的感覺。而學習瑜伽的第一課，就是認識「痛」。身心的連結，看不見、聽不到、摸不著，只能靠「感覺」，而所有的感覺之中，以「痛」最教人印象深刻，因為它是人體自我保護的第一道防線。

身體覺得「痛」的時候，我們應該要去觀察、反省當時的姿勢或是日常的生活行為是否有所不妥，然而，一般人感覺到痛的時候，卻經常選擇打開櫥櫃、拿出止痛藥，心裡想的是：「好痛！可是我還有好多事要做，非得趕快停止它不可。」我們習慣以敵對的態度來看待「痛」，因此經常錯失日常生活中「痛」所帶來的強烈身體覺知，漸漸地我們無法分辨是刺痛還是抽痛，是痠痛還是疼痛，是生理痛還是心理痛……。

當「痛」產生時，應先給予尊重與接納，不要一味地想抗爭或還擊，接著再以好奇、鑑賞的心，細細省察痛的感覺與來源，當我們深入痛的核心，感覺身體的感覺時，會聽見它的聲音：「這個姿勢太壓迫了。」或是「工作認真很好，但也要學習放鬆。」或是「他其實沒那麼愛妳，別再委屈自己了。」

很多人都有「痛」的經驗，卻很少細細地去品味「痛」。當手誤觸熱水或腳失足踩到鐵釘時，除了驚聲尖叫之外，心為了保護我們，會下令身體「彈開」現場。有時，鞋子裡頭有顆小碎石，肉眼不易分辨，腳卻先行覺知而通報心說：「刺痛」，之後才有一連串蹲下、脫鞋、拍打鞋子、倒砂石的動作。這些都是身心合一且合力抗敵的實例。

透過「痛」，我們感受到身心互動的瞬間覺知。而「痛」是身體的一部分，所以應當學習感謝「痛」、感恩身體，當身體被全然地尊重與接納時，心自然就能融入身體之中，而身體透過皮膚毛孔、肌肉纖維、神經組織……所傳遞出來的各種訊息，也就能明明白白地被心接收。瑜伽練習，就是為了要擴大、延長身心連結互動的瞬間，使覺知遍布全身每一個角落、充盈於日常每一個時刻。

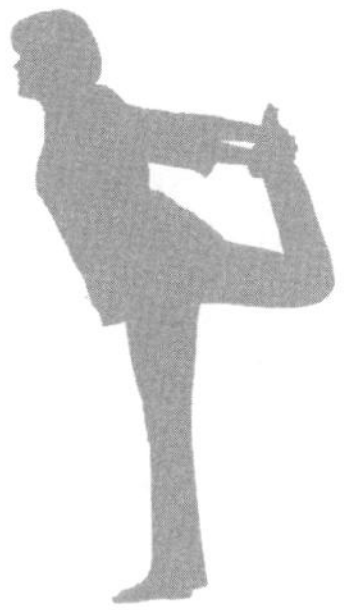

經常練習「陪伴情緒」，
就能在日常生活中獲得回饋
——與情緒和平共處。

在緊張中重新找回平靜

電視上正播映著歌唱選秀節目，各家參賽者無不使出渾身解數，希望能取得一舉成名的機會。這樣的節目好看，是因為參賽者的尋夢勇氣，與我們渴望出走的心底呼喊有所共鳴；而參賽者的緊張不安，連結了我們曾經挫敗的感官記憶。

突然間，10號參賽者在間奏的獨舞中跌倒了，心中忍不住替10號參賽者感到難過：「努力那麼久，卻因一時的緊張而失誤……。」霎時間覺得這段話，好熟悉……

我被情緒襲擊了

學生時代，因為體格壯碩、體能優異，被學校體育老師遴選為鉛球、鐵餅、標槍的三鐵運動選手，得以代表學校去參加縣市體育競賽。然而，正式上場比賽時，我被情緒襲擊了！臉潮紅、冒冷汗、手顫抖、心慌亂……，我不斷地跟自己說：「不要緊張！不要緊張！」緊張的感覺讓我的身體變得很僵硬，但是，那種「控制不住」的感覺才真正綁架了我。

當時，我多麼希望世界就此暫停，比賽可以中場休息，可惜的是，地球仍然無情地繼續轉動。那次比賽，我得了第四名；在校成績不如我的同學，得了第二名。這種落後的挫敗感，讓我很不舒服，然而，真正讓人難以忍受的感覺卻是……「無法控制」的慌亂感。

回顧過往經驗，因臨場時的緊張、害怕，而表現失常的狀況不勝枚舉，雖然每次都會對自己說：「不要緊張！不要緊張！」卻沒有哪一次因為這樣的自我安慰而真的不緊張。直到我成為瑜伽老師，應邀到中廣的四神湯節目中談瑜伽體位技法時，忽然心有所感——訪問中，依然因為緊張而出現心慌意亂、辭不達意的現象。下了節目，我問自己：「錄音室是一個密閉的空間，人員不過兩、三個，跟平常在教室中的學生人數相比少得多，為什麼我如此緊張？我在緊張什麼？」

自我對話中，我找到了原因——平常心！臨場時，我失去了平常心。很淺白的一句話、很不起眼的道理，但是，要做到很難。我開始尋求「時時保持平常心」的途徑。

情緒，也需要陪伴

現在的我，經常受邀到學校或企業去演講，不論場地大小、人數多寡，總是台風穩健、侃侃而談，每次提到過去的緊張、慌亂經驗時，台下的聽眾們總是難以置信，在他們眼中我彷彿是天生的演說家，一出生就不知緊張為何物。究竟我是如何通過情緒這一關的呢?其實，只要學會陪伴情緒、感覺情緒、愛自己的情緒之後，人人都可以跳脫臨場的慌亂感，重拾平常心。

要如何陪伴情緒、感覺情緒呢?!

平時，可透過「攤屍大休息」吸收宇宙的能量，並且釋放過多的情緒能量。首先選擇一曲輕柔的音樂或是大自然聲音(如海濤聲、流水聲……等)，然後慢慢平躺在地，調整自己的身體姿勢，找出最舒服的位置。從腳到頭慢慢地放鬆身體，一個環節接著一個環節，感覺身體肌肉的放鬆。當身體的僵硬感逐漸淡化時，心靈也漸漸被鬆綁了，隨之湧現的是心裡的輕鬆自在感。接下來，你可以慢慢地將雙手移到心窩的位置，讓掌心的熱度溫暖整顆心，感覺一下此時此刻的情緒起伏、能量流動，然後開啟自己與心的對話：「我在害怕嗎？」、是「害怕自己會失敗嗎？」、還是「擔心自己不夠好嗎？」、「是真的不夠好嗎？不夠努力嗎？」……。

一連串的自我對話，抽絲剝繭地一層一層導引自己進入負面情緒的內在核心，去覺察引發負面情緒的內在主因究竟為何？不提供任何意見、也不做出任何建議，只是專注傾聽，陪伴自己慢慢宣洩過去所累積的負面情緒，用同理心與悲憫心導引自己深入內在，學會愛自己的情緒、覺察自己的重要性，進而看見自己的專長與特質。

當心念淨化之後，安定的力量會重新灌注到身體裡，讓我們再度看見自己的美、自己的好，感受到被愛與被肯定。

經常練習「陪伴情緒」，就能在日常生活中獲得回饋——與情緒和平共處。

終極試煉，臨場的陪伴

當我們在日常生活中學會與情緒和平共處之後，要如何在臨場時導引平常心回歸體內呢？

首先，要明白臨場時的緊張不安，是必然也必要的心理反應。當我們被情緒襲擊時，經常以為唯一的選擇就是控制它、制服它，然而，這樣的結果就像天使與魔鬼之間的拉鋸

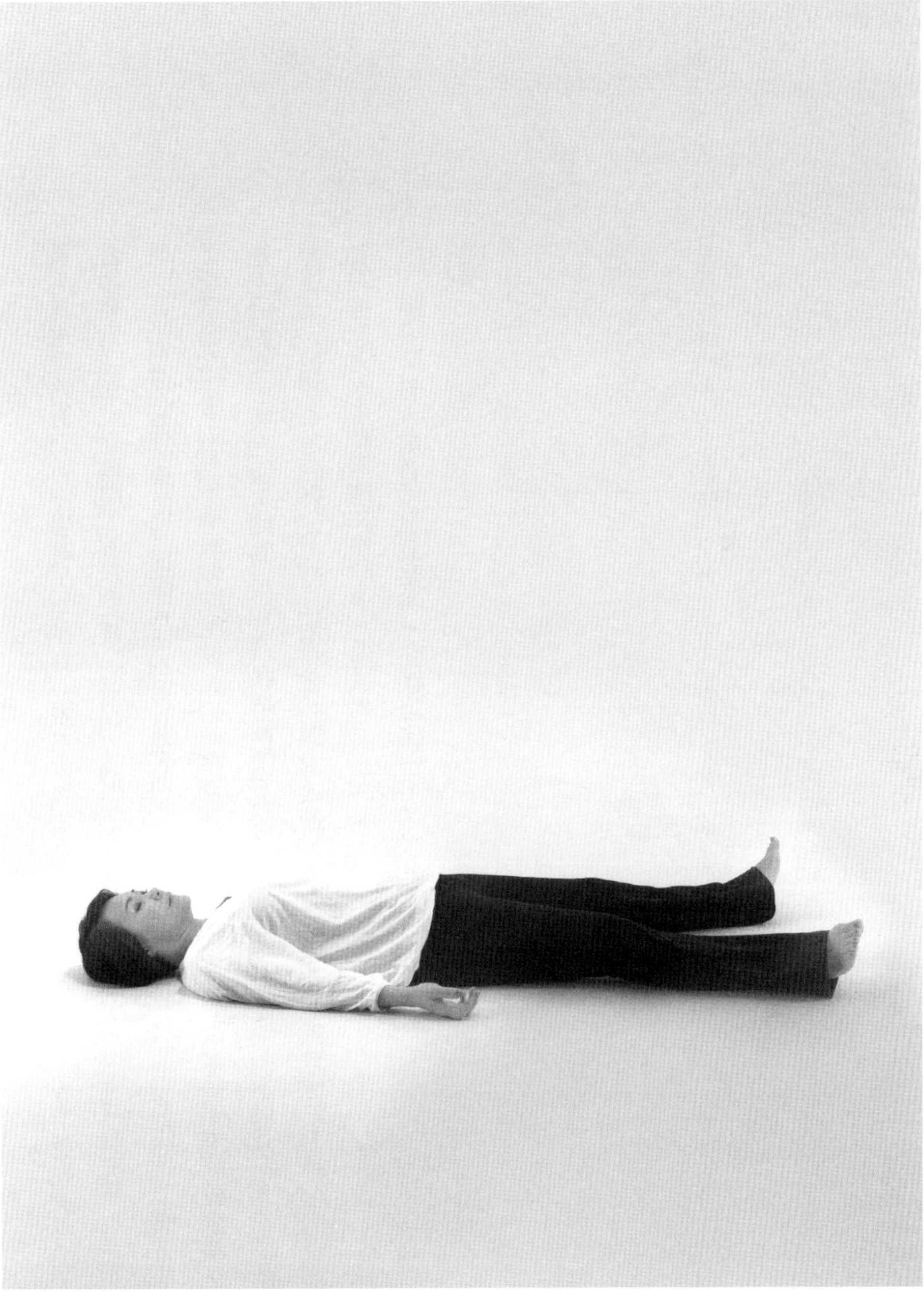

攤屍大休息法

從腳到頭慢慢地放鬆身體，一個環節接著一個環節，感覺身體肌肉的放鬆。當身體的僵硬感逐漸淡化時，心靈也漸漸被鬆綁了，隨之湧現的是心裡的輕鬆自在感。

戰，是永恆的對立。臨場時，一旦身心對立，表現必然失常。試試看，放下擔心與害怕，就像見到老朋友般地與「緊張不安」的情緒打招呼：「嗨，你來啦！」接著開啟對話。

「我知道『你』來是要提醒我，有沒有遺漏了什麼？手機關了嗎？上過廁所了嗎？稿子帶了嗎？……」一一細數你的配備、一一檢查你的準備，你會發現緊張不安的感覺淡了些，清點完一切之後，問問自己：「我準備好了嗎？」也問問情緒：「你準備好了嗎？」依照慣例，情緒不會回答你，而且依然有些微的激動，那微微的震顫正是你站上舞台前最需要的推進力──點燃仙女棒的第一道星火。

臨場緊張，是必然也必要的。好好陪伴它，好好享受它。

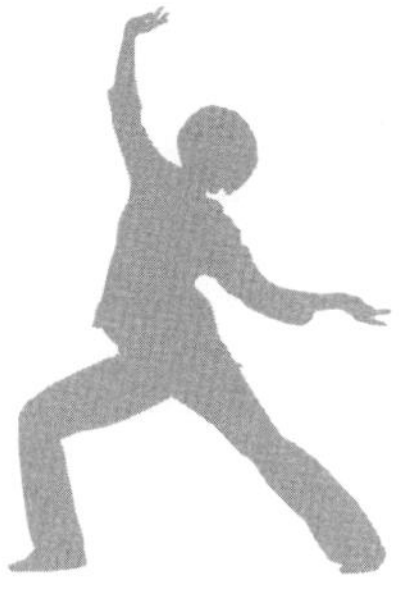

瑜伽跟生活一樣，
只要懂得脈絡，方法自然來。

交代動作，不等於教學

現代人很忙，忙著工作、忙著賺錢，天天被事情追著跑，一刻也不得閒。忙的目的，是為了追求更好的生活，但是，愈來愈多人忙到沒空好好生活。日子從「忙」到「茫」，再到「盲」，看不清未來、找不到生命的出口。小芳就是最典型的例子。

算命先生告訴小芳：「今年是工作的基礎年，將來好命或歹命就看這一年所打的根基穩不穩了。」但是，小芳根本沒有心思、也沒有體力衝刺事業。因為小孩目前託付南部的外公外婆照顧養育，所以小芳經常南北奔波，像蠟燭兩頭燒。身心俱疲之後，哪有時間、精力打江山?!

為了不讓自己那麼累，也為了可以有多一點時間與孩子相處，小芳夫妻倆決定要把孩子接回來台北住。為了與孩子一起，要籌畫的事情可真不少，光是找保母和找房子，就已經讓他們倆人仰馬翻了。

平常上班，小芳夫妻倆各忙各的，不加班的日子便分頭找保母和看房子；假日時，小芳回南部看孩子，老公繼續找保母和看房子。夫妻相處的時間少之又少，生活品質也愈來愈差，老公終於受不了而發飆了：「我見房屋仲介的次數比見妳還多，我不想要這樣的婚姻，我要離婚！」

工作、房事、孩子、婚姻……，層層疊疊的煩惱環環相扣著，像是剪不斷理還亂的毛線球，更像是愈滾愈大的雪球正在追著小芳跑。跑慢了，馬上被雪球吞沒；想快跑，卻又有心無力。

瑜伽體位，有人生況味

在瑜伽教室裡，小芳正「賣力」地帶領學員做暖身操。一堂課只有八十分鐘，當時間已經過半，暖身尚未結束，所伸展的肌肉也僅限於雙腿。對於久坐辦公室的上班族來說，雙腿的伸展運動超過半個鐘頭，人開始顯得疲累，加上這堂瑜伽課是在上了一整天班之後，有些學員已經面露難色了。

時間壓力，加上學員的臉色，小芳教得愈來愈吃力，肢體動作愈來愈不協調，但是她沒有出聲求救，因為她掉入自己的恐慌情緒之中，任由無力感將她吞噬。看著小芳茫然的樣子，我出手相救，接下後半段的課程。

後半段的課程裡，我是老師，小芳成了學員兼助教。回到學員的身分，小芳顯得很安心，輕鬆地跟著大家一起做。但是，現在她擔任助教幫學員調整姿勢時，小芳又落入瑜伽體位法的迷思：「重視動作的呈現，而忘了過程。」她只是不斷的想辦法幫助學員「拗」身體，而不是「引導」學員如何去尋找身體的重心、著力點，去感受身體、愛身體。

事後，我問小芳：「知道自己教學哪裡出問題了嗎？」

小芳說：「時間沒控制好，動作順序沒決定好，學員沒照顧好。」

我再問：「為什麼會這樣呢？」

小芳說：「因為我準備得不夠。」

「要準備多久，才夠？」看著小芳頹喪的臉，我繼續說：「所有人都是當了媽媽，才學做媽媽的，重要的是做中學，學中覺。瑜伽跟生活一樣，要懂得去釐清脈絡，方法就自然來了。」

——事不擾人，人唯自擾

現代人很忙，忙著工作、茫著前途、盲著生活，看不清未來、找不到生命的出口。因為不知道該何去何從，所以在原地兜兜轉轉，陀螺似的人生，忙翻了，卻沒有成果，因為不知道自己為什麼而做，更不知道自己該如何去做。生命沒有目的、生活沒有重心，找不到著力點、找不到施力點、也找不到支撐點，團團轉，轉不出自己為自己框架的迷宮。

生命是有脈絡可循的，只要我們願意「定下來看，靜下來想」，先找到自己要什麼，為什麼而做，自然會知道該怎麼去做。因為凡事都有輕重緩急、先後順序。所以，你可以這麼練習：

有些事一定要做。
有些事一定要做，但可以晚點做。
有些事一定要做，但可以叫別人做。
有些事可做可不做。
有些事可做可不做，但要就趁早做，不然就不要做。
有些事可做可不做，但是要去做，就要歡喜做甘願受。
有些事真的不用做。

有些事真的不用做，如果要做，就配合天氣、心情做。
有些事真的不用做，因為那是別人的事，根本不關我的事。

要釐清事情的先後順序真的不難，難的是要如何釐清自己的心、穩住自己的心，不要跟著外界眼光與環境團團打轉。就像瑜伽的體位法真的不難，動作的變化與技巧都是表象，重要的是如何讓每塊肌肉都感受到飽足的愛——給愛之前，要先認識身體，知道哪裡最渴望愛，適時給愛、適量給愛，慢慢拉齊身體各處愛的水平之後，才能進一步全面提升身體愛的能量。若是太心急、太心慌，而「盲亂」澆灌，反而會出現虛不受補的狀況，導致更嚴重的身心失衡、生活失調、生命失序。

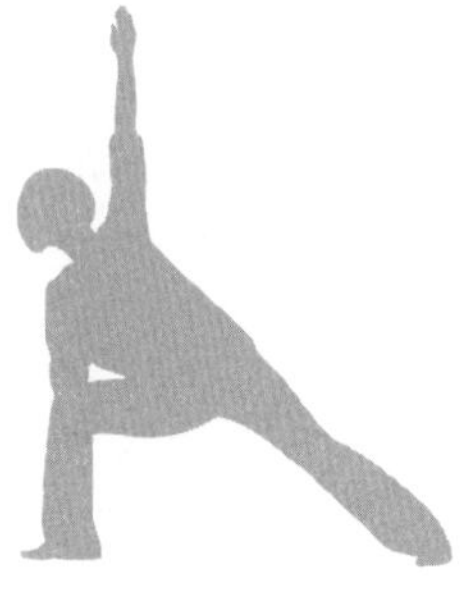

用讚美肯定自己，代替愧疚感，
並陪伴自己的情緒，回到原點去看自己。

失去自信時，重新再問一次自己

為了取得二百小時的瑜伽國際證照，我到印度跟大師修習傳統瑜伽，傳統印度瑜伽的要求相當嚴格，一個口令一個動作，從早到晚連續12小時的操練課程，非常扎實、精準。

為了回台灣後能將傳統瑜伽的精神及其體位法教授給國人，一同前去的師資們輪流將每日的操練課程錄影保存，而我卻因為不熟悉錄影作業，在操作機器時不慎摔傷了膝蓋。當時不斷在靜坐冥想中，觀照自己的膝蓋狀態，並由印度大師幫忙施予靈氣治療，藉此給予膝蓋一直以來所不足的關愛，膝蓋終於漸漸復原了。

不久之後，印度大師來台灣參訪時，本來想好好利用這個機會再多吸收一些傳統瑜伽的精髓，沒想到大師行程才剛要開始，我的膝蓋卻又因不明原因腫脹不堪。

●——靜心觀照，整合自我

身為醫療護理人員的前輩，目前又以教授瑜伽為終身志業，因此平時我相當注意自己的身體狀況，尤其對七大關節的照顧一點也不馬虎。而這次膝蓋突然無故腫脹，卻遍尋不著原因，只好在靜坐冥想時，不停觀照腫脹的膝蓋。靜坐中，靈光乍現：「在印度時，靈氣大師曾說，膝蓋會出問題，通常是因為內心恐懼、不安所造成的。」既然，膝蓋腫脹的起因是我內心的恐懼不安使然，那麼，我究竟是為了什麼而恐懼不安呢?!

在瑜伽靜坐冥想中，赫然發現——內心不安的原因，是因為我在大師面前有愧疚感。印度傳統瑜伽很嚴謹，一個口令一個動作，怠忽不得，而我所教授的現代瑜伽，卻是結合了醫學與台灣的民情時勢，順應了台灣人的生活作息與工作形態，這樣不同的教學方式，讓我在面對印度大師時，內心有了愧疚感、不安感，於是，心思便反應在身體上了，讓膝蓋開始不明就裡的腫脹起來，如此一來，就可以免去在印度大師面前做瑜伽的困擾了。

當我細心審察自己的內心，發現問題的真正癥結點，在靜坐內觀時開始與內在的自我進行溝通：

當疼痛發生時，我不斷的自己問自己的身體感覺如何？

同時觀照自己內在的情緒如何？

在當下的情緒中，我問膝蓋你覺得如何？

你擔心自己不能授課了？現在你很無力嗎？這種感覺從哪裡來的？還是面對大師你很緊張？你無法配合老師的指令？你原有的方式不好嗎？

當執著與愧疚感放下後，我釐清、確認了自己的狀態，我心安然、坦然，膝蓋的疼痛也就不藥而癒了。

同理悲憫，連結人我

在印度，大師的瑜伽教學是不做調整的，不碰觸學員的身體，只口頭傳授、口頭指導。他們認為瑜伽是一種身體的學習，老師不應該剝奪學員的身體學習機會。不同的觀點，促使我回頭省思自己的教學方法，是不是也該做些修正呢？

於是我也試著採用印度的教學態度上課，然而學生們卻難以接受，因此，不到一個月，我又回到了原來的教學方式。顯然印度經驗難以複製到台灣來。這最主要的原因，可能是台灣的學生很少從小就修習瑜伽，多數人的身體「不太聽話」，而且也不是天天上瑜伽課，沒有足夠的時間揣摩瑜伽精神。對大部分的台灣學生來說，瑜伽不是一種修行，比較像是單純的運動。

我走過苦行僧般的瑜伽修行日子，知道那樣的苦日子很難受、很難熬，因此不希望學生們也走上這樣的苦修之路。瑜伽，不應該只有苦頭，沒有甜頭，所以，才會主動幫助學生調整身體姿勢，讓瑜伽動作能更深入地伸展學生的外在肌肉與內在腺體。在我的認知裡，瑜伽具備很多能量，可以轉化成很多形式，可以視需要，拿想要的能量來補自己的不足，苦行所產生的精進能量只是其中之一。

在物資缺乏、醫療資源不足的古代，修練瑜伽可以抵禦惡劣的自然環境，增進自己的存活能力；在需要歡樂和活力時，瑜伽也能轉化成舞蹈，瑜伽之神濕婆神本身也是舞蹈之神；在現代社會宅經濟發達，瑜伽也可以轉化為與自己互動、與別人互動的媒介，用來學習愛自己和愛別人。

對我來說，儘管形式不同，但它們都是瑜伽，源頭都是同一個。既然如此，我在印度大師面前，為什麼要覺得不安與愧疚呢?!

不同於傳統，不流於一般，並非傲慢

一直以來，我因不忍心拒絕別人、不忍他人受苦，每次只要有教學或演講邀約，只要我的時間許可，我都會盡量趕場「給需要」、「給支援」。事後，也經常在每日的靜心冥想中反思，我的不停趕場奔波，為的是想要感受到自己的重要性嗎？

其實，我並沒有這些情緒性的思索，只是盡力做好當下的每一個角色，珍惜當下的每一個因緣，做好自己該做的事而已。每個人都有自己結緣的因由，每個人都有屬於自己不同的路要走，每個人都有自己可以發光發熱的舞台；而在不同的場域、不同的環境、不同的人所需求的關愛與幫助也各有不同。

我從來未曾放棄瑜伽的修行之路，也從來未曾背離精進之心，可是，修行只能有一種樣貌嗎？精進一定要有固定的規章嗎？不能像千手觀音一樣嗎？面對不同的人事，使用不同的法器，只要慈悲寬容的心、與人為善的心堅定不變就行了呀！

或許，我走的修行之路，與傳統印象中的不同，但未嘗不是修行者的另一種選擇啊！感謝現今這個多元而開放的社會，讓我有機會走一條不一樣的修行之路，也感謝膝蓋的疼痛，讓我再次確認自己依然在既定的修行之路上，並未放棄、並未背離。

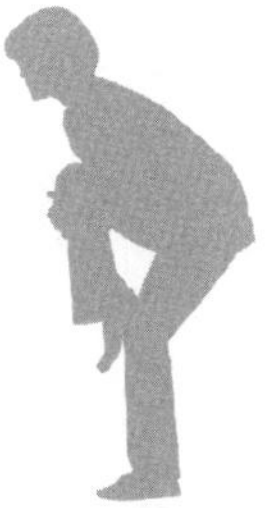

周身滿布愛的能量，
不論接觸到什麼樣的負面能量，
都不會因此而沾染蒙塵。

愛，化解負面能量

瑜伽教室裡，每個學員都像嗷嗷待哺討愛的幼鳥，等著我去調整他們的動作，哺餵他們滿滿的愛，只有初來乍到的新學員圓瞪著雙眼、一臉驚恐地說：「老師，妳怎麼可以幫學生做調整呢？我以前的瑜伽老師說，不能幫學生做調整啦，因為學生的負面能量會跑到老師身上，如果老師吸收了太多的負面能量，精神會變差、身體會變弱，就沒辦法好好教瑜伽了啊！」

我還來不及回答，就有上課多年的學員熱心地幫腔說：「不可能吧！我跟老師學十幾年瑜伽了，老師一直都會幫大家做調整，我看老師的身體也沒有變得比較差，反而是變好了。之前她臉上的黑斑，現在都沒有了，皮膚看起來更光滑，整個人比以前年輕呢。」

●——調整或不調整，是愛的表達形式不同而已

我是一個積極而不忍他人受苦的人，因此看見學生抓不到瑜伽的脈絡，總不忍心讓學生載浮載沉、苦思摸索，若叫我靜靜站在一旁觀看，狠下心對學生說：「做久就會了。」這樣的狀況對我來說，簡直是一種酷刑，所以我會主動對學生伸出援手、幫忙他們調整動作。

若是學生無法做到這次的動作，我就會趁機用行動教導學生如何「取和捨」，也就是當某個動作做不來，我們就退而求其次，換一個動作做，不需要與他人做比較。最重要的是，不要受到任何負面情緒與期待的掌控，跟身體做好朋友，尋找自己覺得最舒適的體位法，不要強迫控制身體，要察覺身體的感覺及心裡的感受，讓身與心連結，慢慢地學生會發現——轉個彎，天地更寬闊。

所以，對於我這種憂人所憂、苦人所苦的人而言，「幫學生做調整」才能盡情地將我對學生的愛完整表達，而會受到我的風格吸引的學生，他們的頻率就是與我相近的類型，因此自然而然就會循著相同頻率的天線而找上門來學習瑜伽。因此，調整或不調整，僅僅是愛的表達形式不同而已，沒有所謂的對錯分別。

不生不滅，不垢不淨，不增不減

能量是看不見、摸不著、聽不到、聞不出、嘗不了的，但是它具體存在的證據卻無法抹滅，就像流水有形無體，無孔不入。能量會轉換、會流動是不爭的事實，我卻從不擔心幫學生做調整會吸收過多的負面能量。

當我將自身愛的能量提升到飽和點時，周身滿布愛的能量，不論我接觸到什麼樣的負面能量，我的能量都不會因此而沾染蒙塵；而當我的真善美能量飽和時，也能潛移默化對方的能量，在對方的負面能量中導引出真善美的一面，所以我從不擔心調整學生的瑜伽動作時，會吸收負面能量的說法。我跟學生用愛的能量互相引動、互相影響，從兩個小型螺旋漣漪般的能量，擴增至三個、四個、五個……乃至無數個，我們共同譜出絕美的大型渦旋能量，一圈圈、一層層，一同進入真善美的瑜伽世界。

每個獨立而富美的心靈能量，都是「不生不滅，不垢不淨，不增不減」的，我們會互相引動、互相影響，但是卻不會沾染蒙塵、減損消滅。只要我們心存善念，自身的能量光華就會燦爛和煦，自然而然也會顯現於身體髮膚、姿容外貌之上，這也是為什麼學生會說：「老師之前臉上還有黑斑，現在都變淡了，皮膚看起來更光滑、整個人比以前年輕、身體愈來愈好呢！」

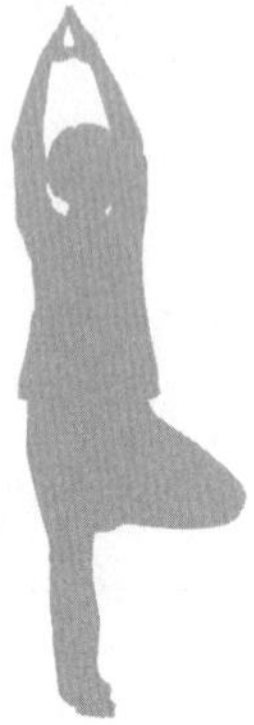

動作做不到或做不來，
究竟是身體卡住了或是意念絆住了？
請先整合一下，找出你的生命主軸來。

一法通，萬法通

瑜伽教室來了一個新的學員，她學習跳敦煌舞已經很多年了，因此，跟其他的新進學員相比之下，她身體的柔軟度與肢體的協調性都相對的高出許多。依身體的客觀條件來看，她學習瑜伽的進度應該比其他新進學員要快一些也容易上手些，然而，事實上卻不是這麼一回事。

上課之後，我總是在她臉上看見一抹困惑，於是，我忍不住在課後把她留下，詢問原因。她告訴我，來學瑜伽，是因為在學習敦煌舞的過程中，有些動作她怎麼練習就是做不來也做不美。因為無法突破，所以想著或許換個環境、轉換一下學習項目，可以幫助身體突破原有的動作瓶頸，於是報名瑜伽師資班。

沒想到，某些瑜伽體位法與敦煌舞的呈現方式頗為雷同，可是，在過程結構與運轉機制中卻又發現似乎是反其道而行；有一些體位法的動作原理與敦煌舞相似共通，但肌肉骨骼的運用方式卻又大大不同。

她的心在這些大異又大同、大同又大異中翻攪著，難怪在瑜伽課堂上，她的神情一次比一次更困擾、疑惑。結不解，愈不解；愈不解，結愈結。

我向這位心有千千結的可愛學生說：「瑜伽很好，敦煌舞也很棒！但是，妳不能把它們看成兩件事啊！」

——是身體卡住，還是意念絆住

分析、理解、記憶，是腦袋的工作，有助於知識的累積與提升，然而，過度強調功能性的理解，反而阻礙了智慧的產生。要產生智慧，必須經歷「事證實修」的階段，在身體上實際修練、實際印證，在心理上實際感受、實際體驗。

愈是認真思考瑜伽與敦煌舞是相同？還是相異？身體就愈無法施展開來。瑜伽講求的是身心靈的連結，也就是說，身心靈是連動的。身體不放鬆，心靈不輕鬆；而心靈不放鬆，身體不會輕鬆。因果相生，果因相繫，層層累加，逐漸形成習氣。動作做不到或做不來，究竟是身體卡住了或是意念絆住了？你要安靜下來，好好問自己：「內心真正的需求究竟是什麼？」

與其大花心思在追索瑜伽與敦煌舞之間的差異性，倒不如先省思自己的需求、確定自己的目標、自己的渴望之後，你會釐清你要的是眾星拱月的那個「月」嗎？或是星星嗎？其實，這兩者只是讓你學會一件事——內心的舞台才是最重要。內心的那種舞動，釋放的是你要詮釋的感覺，以及你人生的態度而已，不要把瑜伽與敦煌舞變成表象的動作，這兩者並沒有衝突，應該是融合的。當你明白真正的問題，釐清自己最重要的事，就要不帶成見的專攻於一藝，待一門貫通後，自然就能以此為基礎融會其他的才藝。像這樣在兩者之間搖擺，損耗的不僅是時間、精神而已，連對自己的信心、勇氣也都被消磨掉了。

一門深入，獲得更多

這個學生的情況，讓我回想起國中導師畢業時送我的一句話：「多才多藝，就想做皇帝，妳必須專精一藝。」這句話影響我很深。

小時候，我的確多才多藝，話劇、舞蹈、繪畫、田徑樣樣不少，開心之餘也志得意滿，然而導師的一句話像盆冷水，澆熄我少年得志的驕氣，也澆醒我想多才多藝的大夢，決定專精一藝。

修習瑜伽多年之後，回顧導師的一句話，赫然發現，這句話裡其實還有更深的意涵。

專精一藝，並不意謂放棄多才多藝；而是要在此一藝，打穩根基，才有機會融合其他才藝。

一法通，萬法通。不論是敦煌舞或是瑜伽體位法，既然能流傳千年必定有其博大精深的內涵，值得一門深入的去泅泳學習。因此，當你還不能體會一門的精髓時，卻錙銖必較地比較不同兩門的差別時，是不可能找到答案的，與其如此，不如開放胸臆，在一門之中淋漓暢快地讓身心合一。

若是我當初沒有專心致志於瑜伽練習，而貪心地把話劇、舞蹈、繪畫、田徑全都包攬在身，現在可能變得樣樣通、樣樣鬆；而現在的我可以自然的將戲劇、舞蹈、護理融入瑜伽教學之中，正因為我先有深厚的瑜伽基礎，才能自然容納這許多不同的其他藝能！

練習跟自己對話

在我們急急忙忙面對各種焦慮之前，是否應該先停下來，看一看、聽一聽？

停，靜心內省：檢視自己的特質與內心真正的需求究竟是什麼？

看，觀照連結：知道自己該做什麼？為了什麼而做？如何去做？

聽，聞道取捨：多頭馬車，不如焦點經營，聆聽內在的聲音，創造無限可能。

或許，你還不知道自己該往哪裡去，卻已經考取了各式各樣的證照，那麼請先整合一下，找出你的生命主軸來，想要一棵大樹枝繁葉茂，必須經常性的檢視與修剪枝葉，別擔心目前所學的「多才多藝」就此石沉大海，一切都只是「匯流」的過程，被修剪掉的枝葉不會浪費，它們終將化為春泥滋養大樹。

如果，你已經發現了自己天賦之所在，那麼請放心大膽的去追求吧！凡有不足的，你終將在道路的兩旁尋獲。

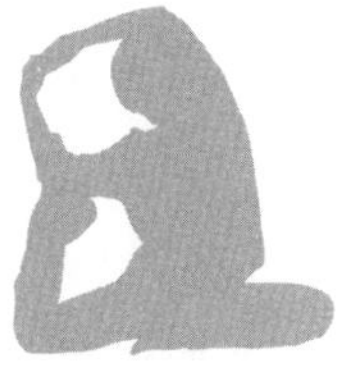

當我們全然連結自我身心靈的時候，
便會清楚看見自己的特質，
瞭解自己所能給予的是什麼。

懂得給自己滋養，也懂得給別人滋養

最近，我的師資班學員在大學的進修推廣部推出「養生瑜伽」的課程，三位不同的師資班學員個別開了十二堂課，課程名稱完全相同，都是「養生瑜伽」，都強調融入預防醫學、人體工學，都以放鬆身心靈為訴求。

單從廣告傳單上的課程規劃看來，這十二堂課似乎只有授課老師與授課時間的不同罷了。對於想學習瑜伽的人來說，除非是仰慕某個老師而來，不然所能選擇的依據便只剩下時間的差別而已。

這樣的十二堂「養生瑜伽」課程，不僅模糊了老師的特質，也模糊了學生的需求。

各取所需，各有所得

瑜伽對我們最大的提醒是「先連結自我的身心靈，進而連結人與我，最終是和宇宙連結」。當我們全然連結自我身心靈的時候，便會清楚看見自己的特質，了解自己所能給予的是什麼；當我們能夠與他人連結時，自然而然會體貼他人的需求是什麼？而當我們得以連結宇宙心（愛、和平、喜悅）時，便能將自利與利他合而為一，因為自己與他人的那個心都是一樣的，都是在愛的和諧裡。而當你體會到愛，能量自然會釋放，一切事物便自然而然進入圓融、圓滿的境地。

在規劃瑜伽課程時，最基本的重點應該要說明老師的個人特質與教學特色，然後是依循「分眾學習」的概念，為不同學員設計彼此適合的課程。例如，有些老師特別能與婆婆媽媽做連結；有些老師則對上班族的辛勞較有所感；有些老師在教學上著重活力的展現；有些老師則強調柔軟溫和、寧靜致遠的力量。在學生需求的方面，有些人的導引要從僵硬的肩頸、背脊開始，再慢慢放鬆心靈；而有些人柔軟度較高，則須強調身心的連結與能量的流動。唯有當課程多元化後，老師與學生才能共同圓融愛的流動、圓滿愛的分享。

我從不擔心「分眾學習」無法吸引足夠的學員，反而期待「分眾學習」能聚合能量雷同的學員，學生與老師之間才能做最好的連結。所以，要針對不同學生的需求安排最合適的課程，老師的特質才得以發揮，而學生也有更多不同的選擇，大家都可以各取所需，也都各有所得。

●——從「怕不來」，到「來不怕」、「不怕來」

過去，我也曾遇到報名學生寥寥無幾的窘況。過程中，心中難免忐忑猶疑：「要不要延長招生的時間呢？」或是告訴已經報名的學生：「因為人數不足而暫停開班？」但是，心中會出現停班或延長招生時間的想法，不就意味著我將「招生人數多寡」與「自我成就或挫敗」畫上連結線呢？

轉念一想，走上瑜伽教學之路，不就是為了讓更多的人認識瑜伽的好嗎？有人想學，我就應該要教啊！有多少報名的學生又有什麼分別呢?!重要的是，來報名的學生有成長精進的心，而教授的老師（我）有認真負責的心，那麼，這份因緣就已是彌足珍貴的了。既然因緣俱足，我所要做的只有一件事而已，就是用心教、盡心教。

學生人數少，剛好可以有比較多的時間與空間，針對每個人不同的特質與需求給予所需要的。在課堂上，學生們玩得很專心、學得很開心，我也重新省思自己的個人特質與生命課題，如何轉變成瑜伽教學上的愛與能量。因為這樣的因緣與學習，反而開啟了我之後一對一瑜伽教學的路途。所以，當時為數很少的學生，卻是我後來一對一個人教學之路的種子先驅。

無懼學生的多寡，用心教學、深入與學生連結，反而撞擊出更多美麗的火花，不禁令我感恩宇宙的巧妙安排。

──隨緣自在，應時變化

當一個老師懂得給自己滋養，也懂得給眾生滋養時，便能形成正向積極、循環相生的能量，自然而然地吸引與自己頻率相近的學生前來。當老師的永恆喜悅的能量愈強大時，學生自然也會一個接一個的魚貫而來，所謂口碑的流動也就愈來愈廣。我相信只要用心負責、不斷精進自己就能成為「明」師，不論學生多少，我的用心程度是一樣的，唯一不同的是依據學生的需求而變換教學內容罷了。

不論是瑜伽普通班或師資班，我的課程設計與教學內容每次都不同，為的就是要讓每一班不同脾性、不同特質的學生都能真的學到他們所需要的。

瑜伽有很多不同的派別，哈達瑜伽、行動瑜伽、知識瑜伽、虔誠瑜伽等等，不論是何種派別，終是來自於生活的體悟、回歸於生活的實踐。所以是不是名師或學生的多寡，再也不能在我心中泛起漣漪，一切隨緣自在就像是盛放的蒲公英，搖曳在大自然裡，隨風四散飛盪，不強求目的與結果，追隨宇宙至高的安排，或東或西或南或北、時高時低時遠時近，只要有落腳處，不論土壤肥沃或貧瘠，不論是山之巔或水之涯，哪怕是屋簷牆角、磚瓦泥縫，依然奮力扎根、卓然綻放。

多年的於瑜伽學習教會我不問能擁有什麼？不求能獲得什麼？只是專心、用心地觀照：我能為他人做甚麼？努力做該做的事！盡力做對的事！如此而已。

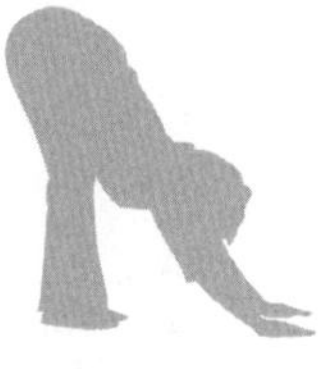

身體需要照顧，
卻忘了給予最重要的餵養——愛的反哺。

你要錢還是要健康?!

回想當初開辦「輕瑜伽」課程的主因，是為了幫助與我年紀相仿的昔日同學，她們多數都有長期因工作與家庭壓力而產生的肌肉僵硬、柔軟度較差的問題，再加上面臨更年期身心變化的困擾，於是想要透過瑜伽課程來舒緩身體與心理上的不舒服，卻偏偏在坊間找不到適合的瑜伽課程，於是我的同學們跑來請我設計一套適合五、六十歲婦女的瑜伽課程。面對同學的求助，我怎能拒絕?!

●——瑜伽輕一點，生活輕鬆點

「輕瑜伽」的課程發展至今已一年多了，來上課的學員並不限於五十多歲的族群，年齡最高有到七、八十歲的阿嬤，年紀輕的也有一般二、三十歲的上班族，有些人會問我二、三十歲的人上「輕瑜伽」，會不會有「吃不飽」的感覺？這個提問令人啞然失笑！問的人顯然誤會了瑜伽的精神，以及人們學瑜伽的目的與需求。

人們學瑜伽是為了整合身心，學習自我放鬆、自我調適，學習如何愛自己與愛他人，並不是想透過瑜伽，學會某項競技以參加太陽馬戲團或出國表演拿金牌。透過瑜伽，伸展僵硬的肢體、充分按摩內臟、增加身體免疫功能，進而達到情緒穩定平和、心靈愉悅豐盛的富美感受。二、三十歲的上班族因長期姿勢不良，導致C型背、脊椎側彎或是椎間盤突出等問題，也很需要以「輕瑜伽」的方式舒緩身心的壓力，因此「輕瑜伽」的族群，並不是以年齡做區隔的，而應該是以「需求」來做分別。

要錢？還是要命！

前兩天，有位「輕瑜伽」課程的學員喜孜孜的跑來告訴我，她參加社區舉辦的啦啦隊比賽獲得了第四名，看著她像個孩子般興奮雀躍的模樣，不禁令我回想起她當初來上課時愁眉苦臉的樣子。

她，六十多歲，是日商公司的高階主管，兢兢業業、勞心勞力的結果，幫她贏得人人稱羨的事業與家庭，然而在努力兼顧蒸蒸日上的事業與幸福美滿的家庭背後，她付出了身體健康做為代價，她是標準的三高族群——血糖高、血壓高、血脂高，加上工作與生活的壓力過大，幾乎夜夜失眠，身心瀕臨崩潰邊緣，終於醫生對她下了最後通牒：「健康狀況警報大作，是妳該選擇的時候了，看妳是要錢？還是要命？」一語驚醒夢中人，她毅然決然地退休了。

退休後，為了身體健康開始接觸瑜伽，剛開始也曾質疑「輕瑜伽」功效不大，幾度想放棄，我提醒她：「我們花了幾十年把身體搞壞，卻希望在三、五天內迅速恢復健康，對身體來說太苛求，試試看放鬆妳的心，傾聽身體的聲音，學會愛它，它會把愛加倍奉還。」

不到一年的時間，她整個人散發著光彩，分享著啦啦隊獲獎的消息，並計畫參與更多的社團活動，生活過得豐富又精彩。在她離去前，既神祕又驕傲地說：「我女兒說我的身材愈來愈玲瓏有致，快要把她比下去了，還叫她爸爸要小心我被人拐跑了。聽到女兒羨慕的語氣、看到老公得意的眼神，我覺得好有成就感哦。」

看她帶著幸福又快樂的成就感離開，我的心也裝滿了幸福又快樂的成就感！

●——肯定與讚美，是最好的藥方

有位七十多歲的阿婆，兩度因癌症開刀、化療而進出醫院，聽說瑜伽對身體好，於是跑來上「輕瑜伽」的課程，想要趕快好起來，不要造成家人的負擔，然而當心太急切時，容易對身體造成負擔，於是，我開始教她「玩身體」，讓她像小嬰兒透過「玩身體」來認識自己、正視自己的極限，進而放鬆、柔軟她的心。

老人與小孩是一樣的，在這世界上都屬於弱勢族群，對愛的需求度與渴望程度比一般成人明顯（因為成人善於偽裝，不敢表達），不過，我們常會注意到小孩對愛的需求，而忽略了老人，因為他們曾是我們的爸爸媽媽，潛意識裡認為他們是大人，是愛的提供者而非需求者，於是我們會注意到父母日漸年邁、身體需要照顧，卻忘了給予最重要的餵養——愛的反哺。

對大多數的人來說，從三重到南京東路、復興北路口並不遠，但對一個耳不聰目不明、記憶力差、膝關節退化的癌症病人來說，是一段像阿姆斯壯登陸月球般的壯遊，而這壯遊卻周復一周、月復一月的進行著，七十歲的阿婆永遠是班上最早到的一個，風雨無阻——因為她在這裡得到愛的滋養。

課堂上，阿婆愉快的玩著身體，我總驚呼：「妳好棒！這個動作很不容易，很多年輕人也沒辦法呢！」其他學員也紛紛加入讚美的行列。阿婆總說：「是恁不甘嫌啦！」在肯定與讚美聲中，阿婆愈來愈有信心、也愈來愈開朗，而阿婆「咯咯咯」的笑聲，也成了我們課堂上最具效力的另類靈療樂音。

某次課後，學員們跟阿婆道別說：「阿嬤再見！」阿婆調皮地說：「沒有人叫我阿嬤，大家都嘛叫我囡仔。」說完，還像小孩子吐了吐舌頭。從此，她在班上的稱呼變成了「囡仔姐姐」──肯定與讚美，創造愛的循環力。

「輕瑜伽」課程，從當初的無心插柳，到今日的開花結果，讓人不勝歡喜！

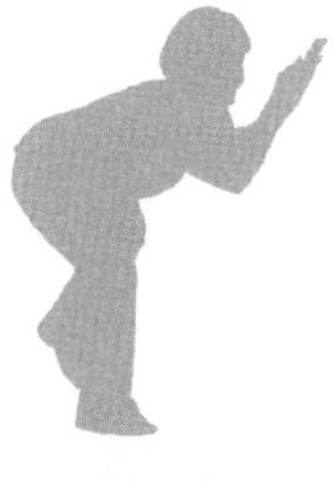

日常生活中時時保持「覺知」，
在過度伸展某些肌肉之後，
就要立刻幫身體做一些「還原動作」。

過與不及間，恢復肌肉的「原廠設定」

人體的肌肉都是成雙成對的，但是運動神經在控制肌肉時，只會發出收縮的指令，而沒有放鬆的指令，所以為了讓身體可以有兩個方向：往前往後、向左向右或是向上向下的動作，就必須讓兩個相反動作的肌肉成對出現，如胸肌和背闊肌、肱二頭肌和肱三頭肌、三角肌前束和後束、股二頭肌和股四頭肌……等等。舉例來說，如果手臂要彎曲，運動神經會下令肱二頭肌收縮，此時，肱三頭肌一定呈現放開的狀態。如果手臂想要伸直的話，肱三頭肌就會因此而收縮，那肱二頭肌必定會被放開了。

針對生活習慣逆向操作身體肌肉

在瑜伽體位法中，很重視平衡、平等，也是基於這個道理，一定要對稱地拉開一組一組的肌肉，而所有動作也都是一組一組的，例如一個前彎的動作，就一定會搭配一個後彎的「還原動作」，前後伸展的強度和幅度要穩定而和諧。然後，藉由一組一組的動作，調整身體的失衡現象，回復身體的「原廠設定」。

有人會問：「如果日常生活中已經充斥太多的前彎動作了，在做瑜伽時，是不是就不要再做前彎的動作了？」

如果今天跟朋友聚餐吃太飽了，是不是明天就不要吃東西了？

這種觀念通常導致身心陷入更大的失衡之中。太飽和太餓，對身體來說都是一種負擔。今天不小心吃太飽了，明天還是要飲食均衡的吃，只是量要少一點。而真正要解決太飽或太餓的問題，得從端正習氣下手，也就是從「心」建立。如果知道自己暫時無法克制大吃大喝的欲望，跟朋友相約，就避免到「吃到飽」的餐廳。等「心」在過與不及中調整到剛好的狀態，去任何餐廳也不怕了。

做瑜伽也是一樣的道裡。若是生活中充滿了太多前彎動作，我們的腹部肌肉一定是縮短的，而腰背部肌肉因過度伸展而彈性疲乏，因此在練習瑜伽之時，要針對生活習慣逆向操作身體肌肉，除了要利用後彎動作來強化平時沒用到的腹部肌肉之外，也不能不做前彎的動作，因為透過瑜伽的前彎動作能幫身體加溫，使得僵硬的腰背部肌肉逐漸恢復柔軟與彈性。若是想要真正平衡、平等的對待身體的每個部位，同樣的，也必須從調校習氣做起——日常生活中時時保持「覺知」，在過度伸展某些肌肉之後，就要立刻幫身體做一些「還原動作」。

身體外表從靜到動，內在卻是從動到靜。
這整個過程就跟地震一樣，
都是一種能量的流動過程。

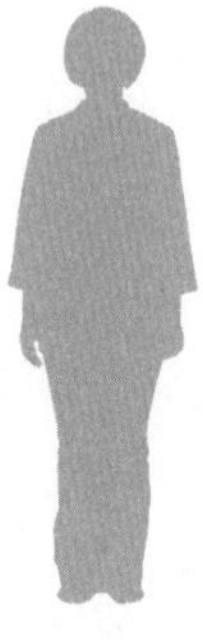

尋找身體的安定力量

有些人為了想快點達成某些體位姿勢，不惜以「彈震」或是「苦練」的方式來強力促成。這種做法，對身體的傷害很大。瑜伽一定要慢慢做，細火慢燉，才能熬煮出入口即化的好味道。

無論是行住坐臥，甚至是睡覺，人的大腦都不斷的產生電流脈衝，也就是所謂的腦波。當腦波出現 α 波（安定）時，潛意識的大門就打開了，身體的聲音自然流瀉至意識之中，身心的連結變得更輕鬆容易。

讓動作成為一個頓點

要怎麼做才能讓α腦波出現呢？其實很簡單！只要開放心胸、放鬆身體，暫時丟開吵雜的思緒即可。盡量放慢身體的動作，讓瑜伽姿勢成為一個頓點，像定格畫面一樣，定下來，靜靜的傾聽身體的聲音。

從外表看起來，身體是如如不動的，但是，為了維持姿勢「靜止不動」，身體細胞正高速的振動著，神經迴路敏銳而精細的拿捏著「多一分則太多，少一分則太少」的平衡，一小束一小束的調控著肌肉纖維。

任何人只要集中注意力，都可以感受到身體的微小振動。舉例來說，如果我們想定格在瑜伽體位的「樹式」時，一定會先經歷一些找尋平衡的大動作，像是左右搖晃、前後擺盪。當我們找到重心穩穩站立時，記得調整一下呼吸，做個緩慢而又深長的呼吸，像是害怕吵到身體而小心翼翼地呼吸著。不管你是瑜伽達人或是初學者，都不可能長時間維持這個姿勢到天荒地老。就在你快要失去專注力的那一瞬間，一定會感覺到微微的振動，那個微小的振動發生在肌肉的真正顫抖之前，而當你放鬆之後，還是可以隱約感受到某些微小振動。如果察覺能力較高的人，可以在「定」的當下，依然感受到身體內在的微細振動。

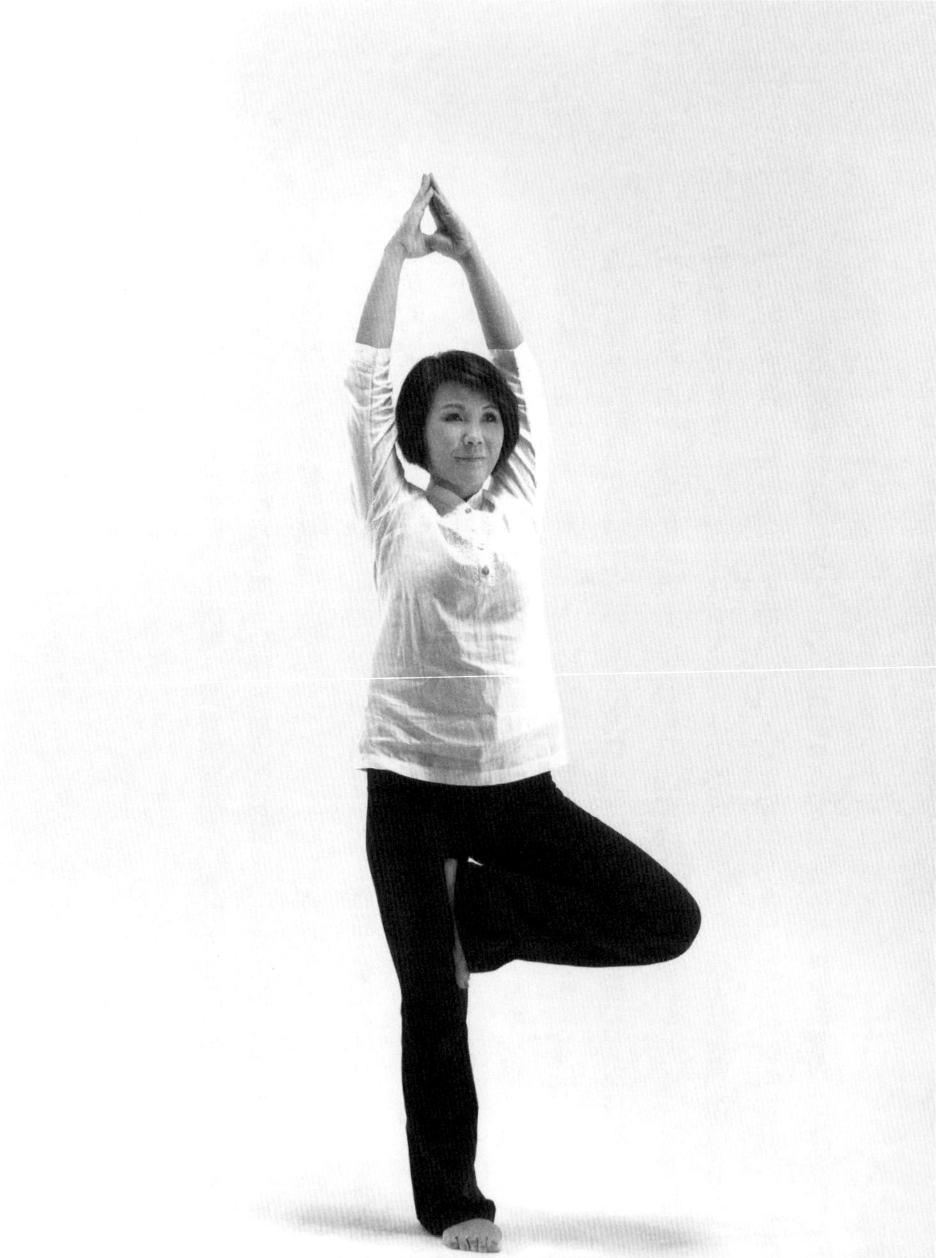

樹式

要怎麼做才能讓 α 腦波出現呢？盡量放慢身體的動作，讓瑜伽姿勢成為一個頓點，像定格畫面一樣，定下來，靜靜的傾聽身體的聲音。

身體外表從靜到動，內在卻是從動到靜。這整個過程就跟地震一樣，都是一種能量的流動過程。以外在感官來看，地震是地球從靜到動，然而，以地球的內部能量來說，卻是從動到靜的過程——地震的瞬間是能量爆發的至高點，過了主震的瞬間，能量便逐漸趨緩，以人類的感官覺知來說，彷彿地球又逐漸睡去，恢復了往常的平靜。

透過瑜伽，就是要去尋找、去體悟身心合一與身心變化的歷程，而且在動作的過程中，去體驗、去對照、去印證自己的心的狀態，這樣不只能感受到身心連結的暢快，更能感受到連結宇宙的永恆喜悅。

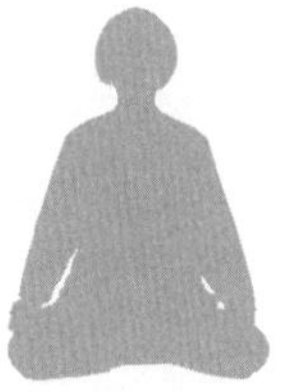

瑜伽，只是身心雙向溝通的媒介而已，
要重視的是身與心溝通的過程，
而非體位姿勢的達成。

瑜伽，是過程，不是完成

「老師……妳怎麼都沒有教我們鷹王式啊？」小綠一進門就嘟著嘴抱怨，「我朋友的老師都有教，妳都『暗槓』，不教人家，害我很丟臉耶！」

「是哦……妳朋友學了鷹王式啊！」面對小綠的氣急敗壞，我緩緩地回問，「那他做給妳看了嗎？妳會做嗎？」

小綠笑得很開懷地說：「會啊！他一做給我看，我馬上就學起來了，而且……我做得比他穩定多了，也很優雅。哼，看他以後還敢不敢『秀』。」

我看著小綠燦爛的笑臉說：「那妳現在還是覺得很丟臉嗎?!」

小綠不好意思地笑了。

很多學瑜伽的人都像小綠一樣有著強烈的目標導向。他們先設定好要達到的目標姿勢，然後擬定作戰計畫，接著就一路衝、衝、衝，向前行，不怕苦、不怕難，不完成目標姿勢絕不放手。用這樣的精神來做事業，成功在望，但是，用來做瑜伽，我並不贊成。

●──開心地玩、快樂地學

如果，為了完成一個瑜伽體位姿勢，要你苦練三年，你願不願意？這樣的苦練我曾經有過，真的非常非常的辛苦！所以我不希望學生們再受同樣的苦。現在我教瑜伽時，採用的態度是「跟身體玩遊戲」，開心地玩、快樂地學，在跟身體嬉戲與玩耍中，去延展每一塊肌肉，訓練一組一組的肌群，最後讓它們自然而然地一起去完成體位姿勢，雖然一樣是花了三年的時間，但這三年間，我們是快樂地順著自然去發展肌肉，而不是辛苦的抗衡緊繃！因此，雖然我沒有教小綠鷹王式動作，但是她的肌肉已經準備好了，所以雖然是沒做過的動作也可以一出手就穩穩地完成，但同樣是完成一個動作，肌肉是否準備好或是勉強為之？內在心理是緊繃或放鬆？這中間是天差地別的。

瑜伽，只是身心雙向溝通的媒介而已，所以要重視的是身與心溝通的過程，而非體位姿勢的達成。

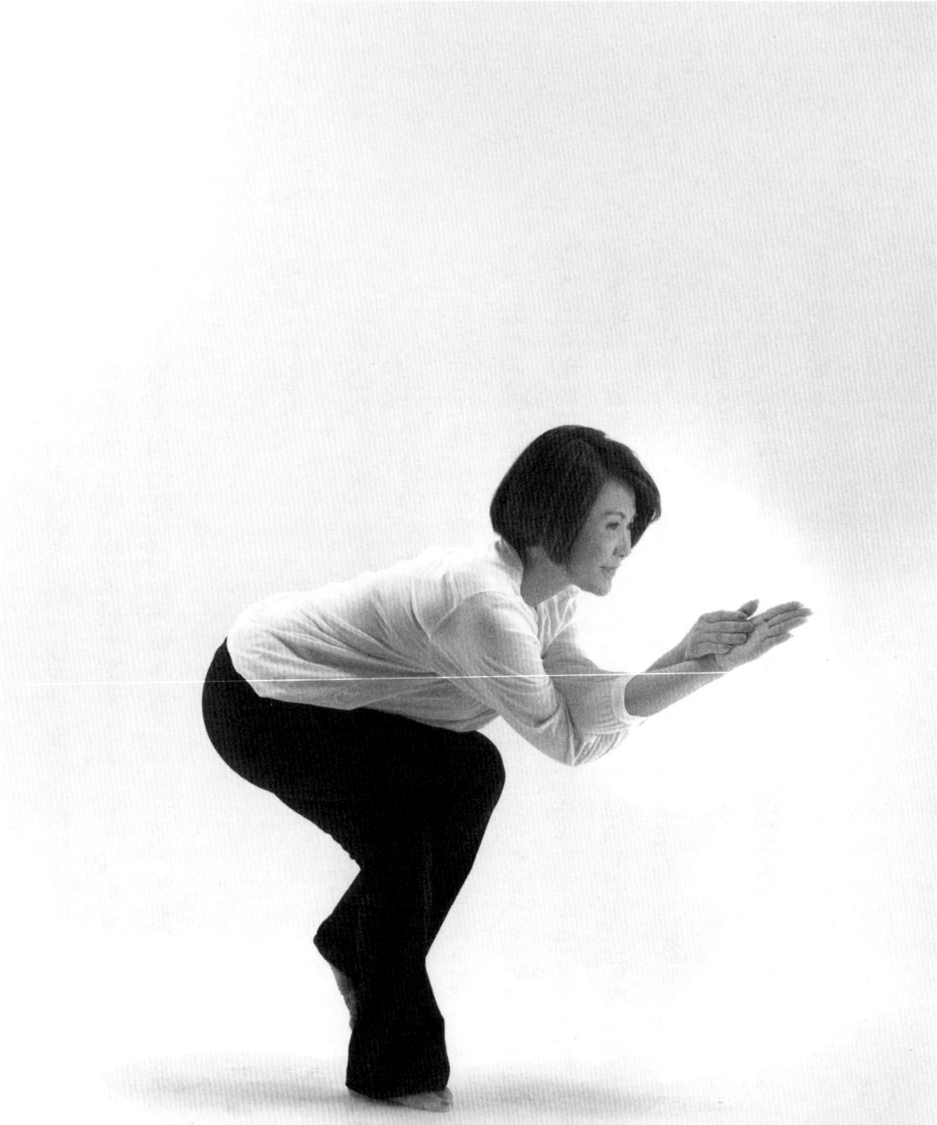

鷹王式

學習瑜伽要保持讓自己的心與身體同在，不管能否完成一個動作，一定要仔細注意過程中的體驗與感受，才能調整每個階段的心態、角色，快樂地順著自然去發展肌肉。

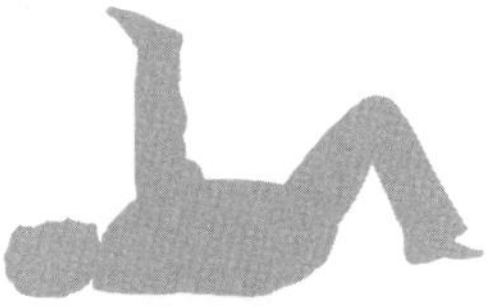

傾聽身體的聲音，
融入心靈與身體親密對話的喜悅中。

人生別急著吃苦

跟大多數人一樣，我也因為愛漂亮而去上瑜伽課；上了瑜伽課之後，身體的確變健康了，所以繼續學瑜伽；後來更因為想和更多人分享瑜伽的好，而決定當瑜伽老師；要成為瑜伽老師，當然得比別人更努力練瑜伽，因為吃得苦中苦，方為人上人。

●——期盼苦盡甘來的一天

原以為自己從小就擅長運動，學起瑜伽來應該不難，然而過去的運動型態都是在訓練肌肉的力度、強度，所以身體肌肉反而比一般人更為緊繃。當時，我並沒注意到這個差異，因為我的注意力全部都集中在如何完成老師教的體位姿勢，所以，我努力、努力、再努力；我相信只要苦功下得深，鐵杵也能磨成繡花針。

以蝴蝶式為例，當我雙腳腳底互抵時，膝蓋總是高高翹起，沒辦法像老師一樣平貼在地。那時候，我想說：「一定是因為我大腿太胖、屁股肉太多，膝蓋才會翹起來。」所以回家後的瑜伽練習，我把當時分別就讀幼稚園與國小一年級的一雙兒女叫來，叫他們在我盤坐時一人一邊站在我的大腿上，果然，我的膝蓋就比較聽話，可以平貼到地板上。當時，我頗得意自己的聰明方法，多年後才發現，這是一個很危險的舉動。

為了想要快點學好瑜伽，我無所不用其極地苦練，積極挑戰各種高難度的體位法，殊不知，這種求好心切、以高難度姿勢為導向的心態，讓我離瑜伽愈來愈遠。

——心在身在，心不在身枉然

當我為了求表現而追求難度，為了求優異而勇於挑戰時，我的心像斷了線的風箏，擺盪在過去與未來之間，受制於過去的情緒經驗、幻想於未來的幸福藍圖。我的心飄前飄後，就是不曾為「當下」停駐。

直到某天的衛生教育研討會結束，我赫然醒悟：「身為護理人員的我，在教別人如何照護自己的身體，卻無所不用其極地戕害、刁難自己的身體，這是我去學瑜伽的本意嗎？

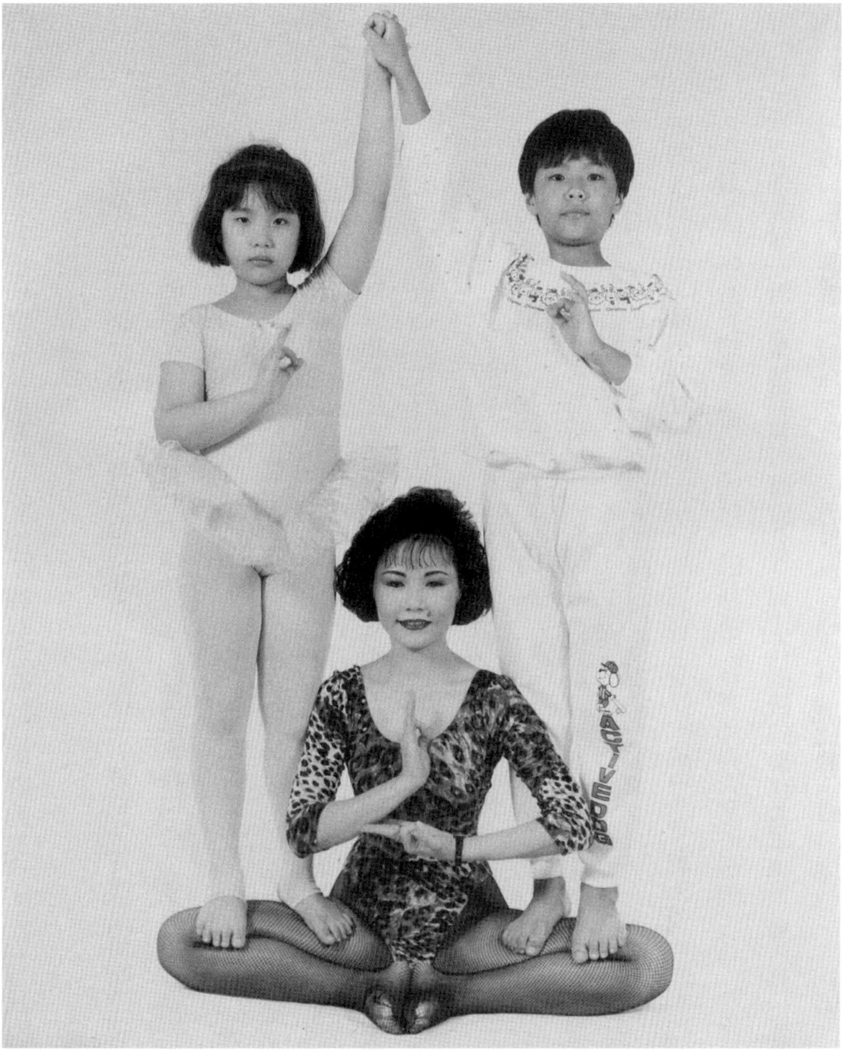

蝴蝶式

為了「練好」瑜伽我無所不用其極。例如，在做蝴蝶式時，因「不滿」雙膝翹高，而找來當時年紀尚小的一雙兒女分別站在左右大腿上，企圖「控制」身體。

流傳千年的古印度智慧，竟然被我用來做為挑戰自己極限的工具！」於是我回到印度瑜伽典籍中去重新了解瑜伽。

瑜伽的原意是「連結」，身與心的連結，人與人的連結，人與宇宙的連結。我連最基本的「身與心的連結」都沒做到，更遑論其他的連結。身與心，要怎麼連結呢?!它們不是一直都在一起嗎？好奇心起，我決定觀察自己做瑜伽。

我發現，當我坐著雙腳腳底相抵時，膝蓋不聽話的高高翹起，無法平躺在地板上。那時，我的心會氣嘟嘟地說：「怎麼這麼不聽話，已經練那麼久了，別人都可以，就是妳不行，真沒用！還說將來想當瑜伽老師？」說這話的同時，我雙手不停用力下壓膝蓋，當然是……徒勞無功囉！我的心很氣憤，我的手與腳都很痛，我的身心很明顯的對立著。不！不！我要學習「連結」，讓我的心跟著身體，看看它，怎麼了？

於是我重新開始，我的大腦停止說話，只細細地觀察著我的身體：盤坐著，兩邊膝蓋的高度並不一致，一隻高些、一隻低些，當我用力把翹起的腳往下壓，另一邊的臀部便會微微的離地，而且兩隻大腿伸展的肌肉不太一樣，一邊是大腿的外側肌肉，另一邊卻是大腿的內側肌肉。於是我輕輕地、緩緩地調動著身體、感覺著身體，竟然發現問題的根源不在膝蓋，而在於我的腰部肌肉過緊，因此牽引住臀部與大腿的肌肉。我一次次地深入、一次次地探究，很細微地調整著身體外在與內在的肌肉群，我不再執著於體位姿勢的達成，而專注觀照調整的過程。

安靜的心帶領我認識了身體、感覺了身體，慢慢地我的覺知愈來愈敏銳、我的心愈來愈清澈，我終於明白身與心的連結是怎麼一回事了，一點也不神祕，人人都做得到，只要我們學會專注當下。

——人生，別急著吃苦

修習瑜伽的過程中，人們常以追求體位姿勢為切入點，透過體位法的姿勢變換，讓外在肢體來幫內在腺體按摩，如此一來，確實有效改善了常見的肩頸僵硬、腰背痠痛等症狀，也因此瑜伽被當作是一種和緩的運動來推廣。然而，瑜伽絕對不只是一場與身體奮鬥的苦修之旅，對我來說，瑜伽練習就像是身跟心在玩遊戲，「過程」比「動作的達成」更加重要，專注於當下的覺知——用心感受身體肌肉的僵硬點、生活中的不平衡點，慢慢切換角度、調整姿勢，尋找出屬於自己的瑜伽脈絡，融入心靈與身體的對話喜悅之中，瑜伽的最初目標與最終目的都是要幫我們展現靈性之美——愛、和平、喜悅。

回首過往，才發現自己差點錯過瑜伽的寶。

瑜伽並非只教人如何輕柔地伸展僵硬的肢體，
更強調對身體每一塊肌肉要有充分的感情。

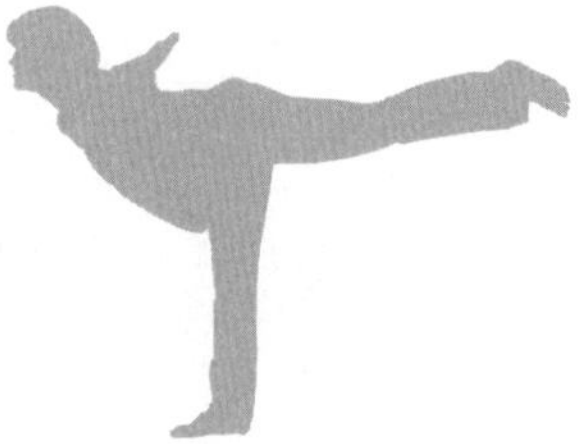

給歡喜，而不是給喜歡

前不久，巧遇一個相識多年的美容師好友，欣喜之餘不免聊起近況，赫然聽聞她最近正在做「復健」，著實嚇了我好大一跳。這位美容師好友保養得宜，身形體態不減當年，一個對身體樣貌如此用心的美麗女子，怎麼會走路一跛一跛，還要做膝蓋關節的復健呢?!

──傷害總在不經意的小動作

原來她因為工作的關係需要長時間坐著幫客人美容按摩，導致她膝蓋的後腳筋緊繃，為了舒緩放鬆其筋脈，她每日睡前必做許多前彎的柔軟操，求好心切的她為了讓自己的後腳筋早日舒緩，竟不斷以彈震的方法迫使自己完成「頭碰膝」等動作，長期過度伸展、彈震的結果，使得膝蓋間的軟骨磨損，大腿骨與小腿骨間的避震軟墊就這樣日漸變扁、變薄，現在竟連一般性的走動膝蓋都會疼痛，只好到醫療院所進行復健。有些傷害一旦造成，便無法復原，僅能復健讓疼痛趨緩。

心疼這位老朋友所受的苦，忍不住拿出老師本色告誡說：「妳太過於求好心切，因為過度伸展，演變成運動傷害而需要復健，假若……復健過度呢？這就好比妳希望美麗的花早開，一日看三回、回回都澆水，結果花不但沒有開，也被妳澆死了。」

接著我要她必須懂得「適時、適度、適量、適能」的疼惜自己的身體。美容師所做的「頭碰膝」的動作，瑜伽稱之為「大身印法」；我告訴她在做這個動作時，如果無法做到讓頭碰到膝蓋，千萬不可勉強或執著，可以坐著嘗試將伸直的腿收起，讓膝蓋彎曲，收回與腳的距離，右邊的臀部不離腳跟，感覺右腳大腿外側與腰部被延展；接下來再躺著做，將手肘扣在膝蓋後側，盡量將膝蓋塞入腋窩下的感覺，延展大腿後側與腰部。

美容師因為工作的關係，造成她自肩、背、腰至腳部等肌肉張力不平衡，以致長期腰痠背痛、肩膀沉重、後腳筋緊繃；這個方式是讓她先個別處理大腿後面的肌肉群以及腰部的肌肉，將肌肉一塊一塊調適好、延展好、按摩好後，再慢慢做拉腳筋的動作。

簡言之，就是利用骨骼與肌肉的「共構結構」，先找到一個著力點，再來伸展，然後由這個點，慢慢延伸到線，再到面，把身體每一塊肌肉拉開到正確的點上，那麼身體的平衡感就出來了。然而，往往有一些教與學的人，都急著去做，而忽略了當下的著力點在哪裡。

融入身體、融入感覺

再舉一個例子：有一對夫婦來跟我學瑜伽，我問：「你們怎麼來的？有人介紹嗎？」（因為來上我課的人大多是口耳相傳），他們回答：「不是。」原來，他們曾經跟我的師資班中一位老師學過瑜伽，覺得很舒服、很快樂；那位老師的課程結束後，他們在其他地方學瑜伽，卻覺得身體很痛、不舒服。後來從我的部落格上看到那位老師，於是找上門來。

上課時，我幫助他們找到支持的點，由點、線、面，一步一步帶著他們，一個動作穩定好，再做下一個動作。上完課，妻子開心的告訴我：「哎呀！佘老師，剛才那個動作，我們在外面學了好多次都做不來，現在怎麼可以了？原來妳是教我們先把肌肉拉開準備好，所以我們自己一下子就做到了。」目前，這對夫妻持續地、歡喜地跟著我學瑜伽。

不過，瑜伽並非只教人如何輕柔地伸展僵硬的肢體，更強調對身體每一塊肌肉要有充分的感情。因此，我在課堂上從不「照本宣科」，或是一味的傳授「體位法」；總是要學員「傾聽自己的身體」，瞭解它、愛護它。那麼，究竟要如何愛自己的身體呢？「愛」就是「用心感受」。

譬如，當學員一個動作做不來時，我會問：「妳怎麼樣看自己的身體？是不服輸，硬要做？還是跟其他人做比較，他們可以做到，我為何不行？在挫敗感中鬱卒呢？」接著我會告訴學員，我們學瑜伽的目的是讓身體健康，並不是要做特技人士；當一個動作做不來，是否可以換個方式，比方躺下來，讓背部的著力點更多；或者個別處裡某塊肌肉，再一塊一塊把周邊的肌肉拉好，然後再做下一個動作；面面俱到後，所有的肌肉就圓通了，身體的能量自然就散發出來。這也是我在課堂上一再強調的「愛要給得恰恰好」，如何讓身體每塊肌肉都能接受到滿滿的愛的道理。

坦白說，這個道理，是我在教、學的過程中，經過不斷探索，才找出的正確方法；也才瞭解「愛得恰恰好」，其實就等於瑜伽中的「平衡」，只要每一塊肌肉達到平衡，與「氣」融合，身體自然就「自在圓融」了。

但是，一般人常常不經意的傷害自己的身體，比方跑步的人，非得跑到大汗淋漓、氣喘如牛才作罷；做運動的人使勁地做，非得做到肌肉發痛了才過癮。其實這是身體在發出警訊、在吶喊，你卻聽不到。

因此我不再教「表象」的瑜伽，即使你不會做，我也不會勉強你，或者讓你有挫折感、不舒服感。而是一步一步導引學員，藉由「用心感受」自己的身體去學習「愛」，由內往外，以感恩的心、平等的心、歡喜的心看自己、肯定自己、愛自己。懂得愛自己的人，才懂得去愛別人。

若是將這個道理延伸至生活中，同樣以感恩、平等、歡喜的心，去對待人、事、物，那麼處世的態度也自然會「自在圓融」了。這與佛家所謂「內法界撞出外法界」的道理一般。

當然，我不光是教大家要愛自己，「愛對了沒有？」才是重點。只看你的心，能了悟與否。

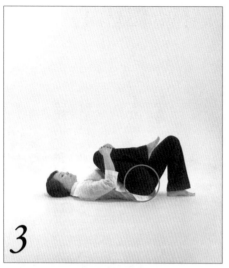

當你的著力點從兩點到四點都無法延展，試著躺下來，找到更多的著力點，個別處理身體不足的地方，延展大腿。

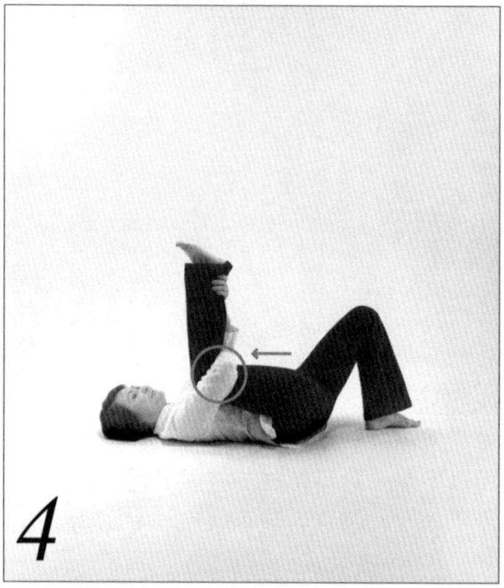

拉開大腿後側的兩條肌肉群，讓周邊肌肉先鬆開，與肘關節連結。

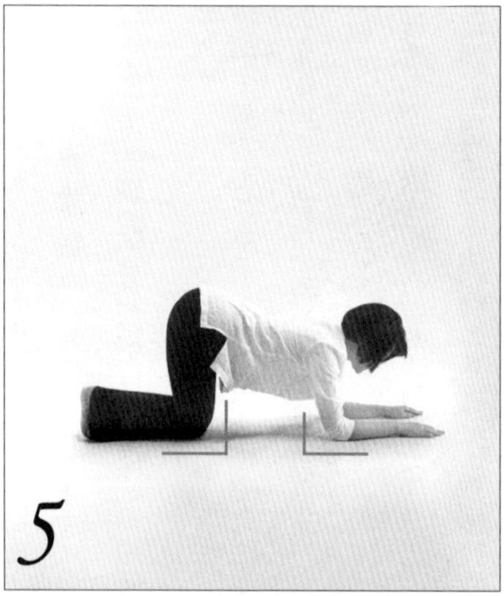

重新出發，轉過身來，架構身體更多的著力點，慢慢讓身體具有更多獨立性。

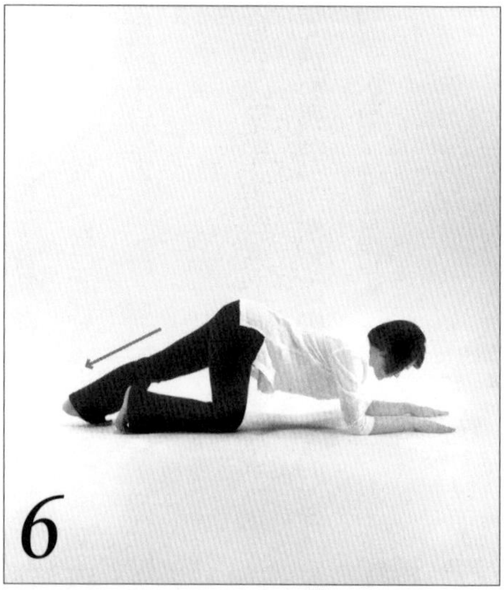

退一步海闊天空。退一步是延展到後腳跟（阿基里斯腱），醞釀你站穩的關鍵。

「停看聽」自己的身體與內心

修習瑜伽時，追求的不是體位的完美展現，而是當下身與心的最美妙平衡，
所以一定要仔細注意過程中的體驗與感受，在可能的範圍內盡量地伸展，
但要保持讓自己的心與身體同在，這樣才能在超出極限之前悠然而止，
這中間微妙的平衡點，要靠心的覺知去探尋。

Point

要完成這個動作，先要個別處理肌肉長期使用不平衡所導致的僵硬，
所以不是一蹴可幾的，需要一個一個慢慢拉開，
分段處理、調整每個肌肉群及心態。

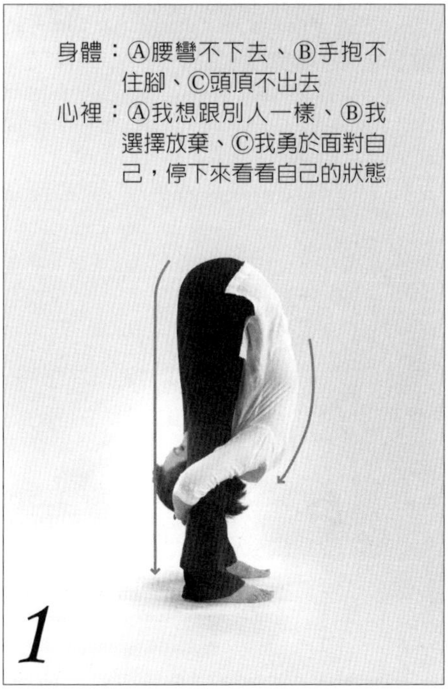
身體：Ⓐ腰彎不下去、Ⓑ手抱不住腳、Ⓒ頭頂不出去
心裡：Ⓐ我想跟別人一樣、Ⓑ我選擇放棄、Ⓒ我勇於面對自己，停下來看看自己的狀態
1

這個動作是「金雞獨立」。你能這麼做嗎？我們來聽聽「身體」的反應與「心裡」的話，看看是哪裡出了問題？

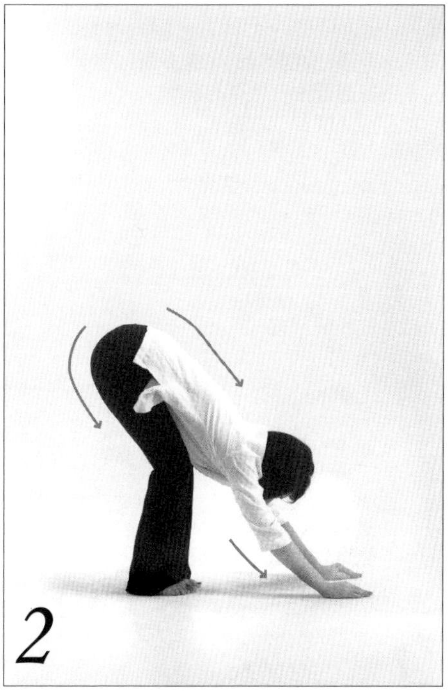
2

退而求其次：讓膝蓋彎曲放鬆，頭跟手往外拉開，運作大腿與下背，去感覺往外延展的感覺是什麼。

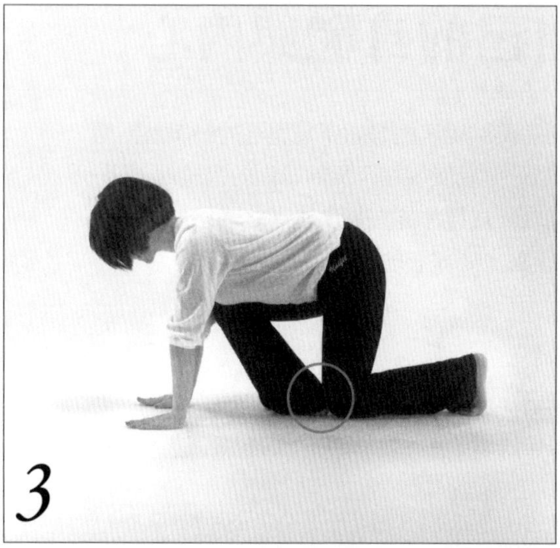

跨出小小的一步，但膝蓋跟腳跟是緊貼著。雖然想獨立自主，但還是要有所連結，所以放鬆髖關節周邊的肌肉，讓身體產生安全感的感覺。

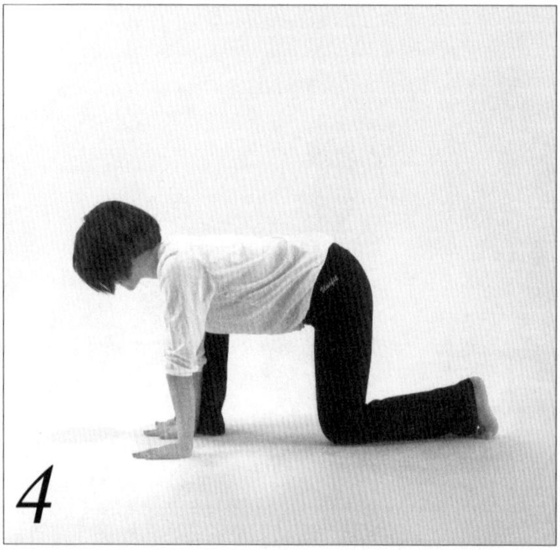

用大腿力量再跨一步，這一步已經跟雙手並駕齊驅，膝蓋已經跟腋窩連結。

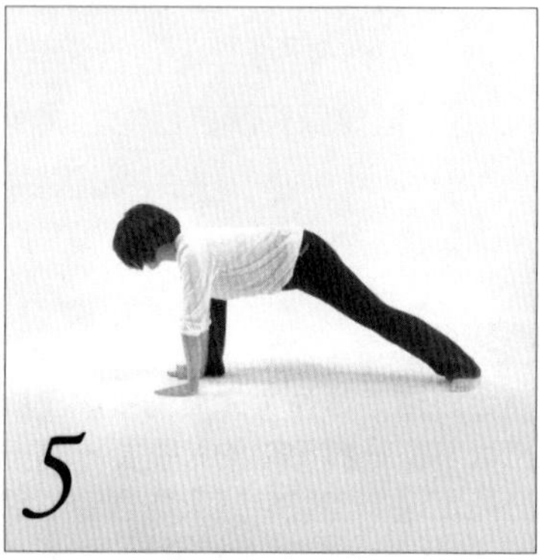

慢慢讓膝蓋離地，讓大腿的力量學習獨立自主，將腳往後延伸，擴大範圍，讓支撐點形成一條線，醞釀站穩的力量。

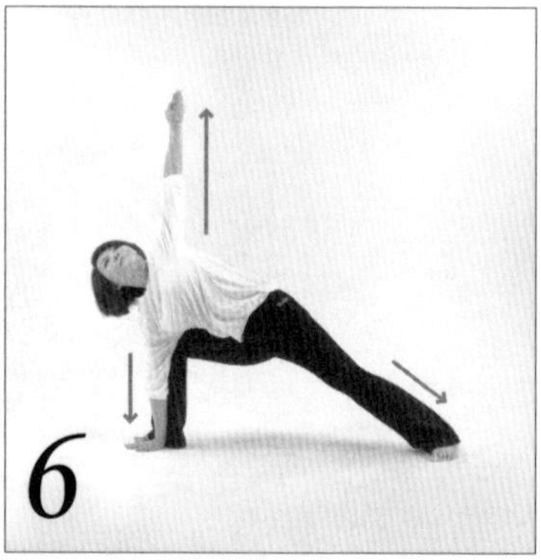

放手一搏，讓力量更加往下扎根，往上延伸，才能當個有方向、有力量的勇士。

找到自己的方向

讓人愉悅的瑜伽，不一定「到位」，卻一定「到味」，也就是說，
不強求體位的完美展現，而要求過程的體驗與感受。
因為知道「自己為什麼而做」，知道自己的能力到哪裡，
就知道自己的潛力在哪裡，這樣生活就找到重心。

Point

「英雄式」是力與美最完美的結合。當動作無法完成時，試著先鬆開周邊的肌肉，讓肌肉與肌肉、關節與關節之間先找到脈絡，從點到線，慢慢展開一個面。

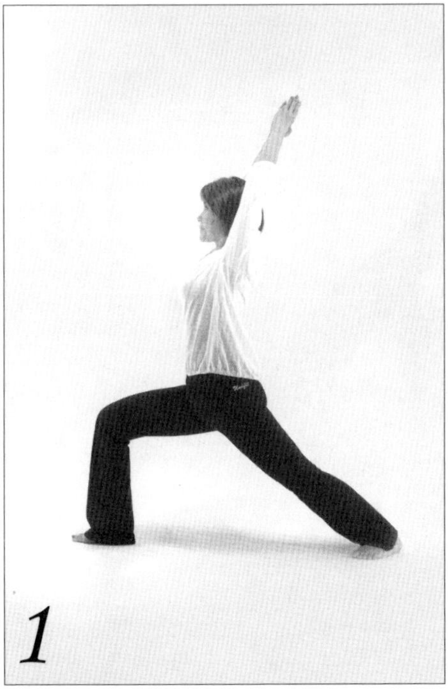

1

這個動作是「英雄式」。如果不知道自己要往哪個方向前進，就無法施展自己的力量，表現自己的行動力。

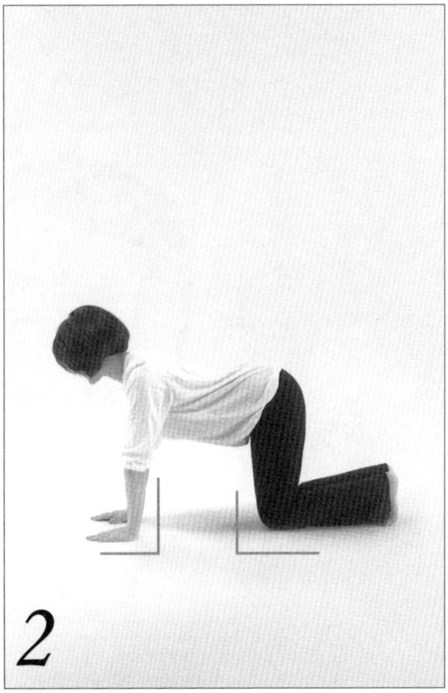

2

當動作無法往上伸展時，先放下身段，找到更多的著力點，用最舒服的方式與自己連結，延伸身體的點、線、面，而人生也是如此，從個人、他人到宇宙。

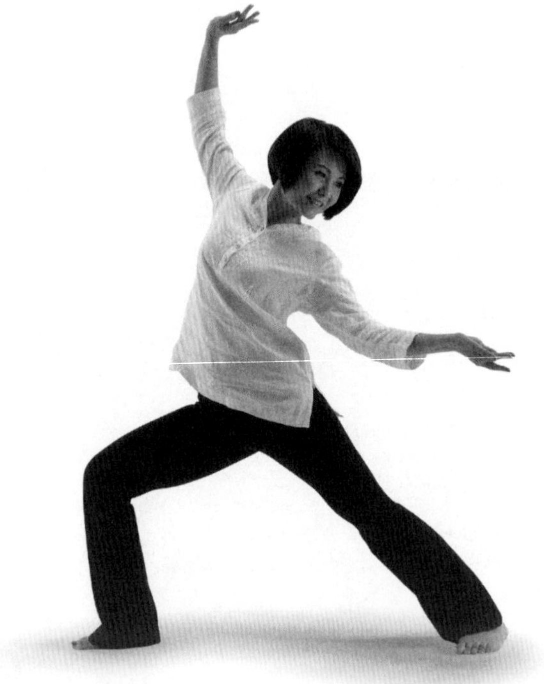

連結他人

——原來，你想的和我想的，不一定會一樣

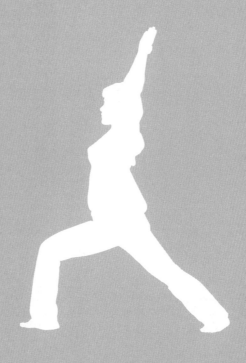

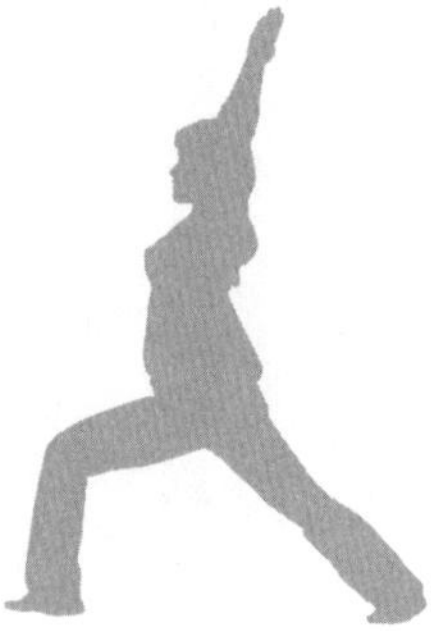

「卡住」的點，正是我們精進成長的學習點——以愛為本，從接納自己的狀態做起。

卡住的身體與卡住的關係

從什麼時候開始，父母見到孩子的背影比正面多?!

孩子還小的時候，總是以父為天、以母為地，彷彿父母就是世界的全部。女兒小時候很愛撒嬌，只要看見我，就會遠遠地張開雙臂說：「媽媽，抱抱！」這小小可人兒是我的頭號粉絲，整天跟前跟後地模仿著我的種種行為，小嘴嘟囔著：「長大以後也要像媽媽一樣……。」

身為母親的我，是她世界的中心，她的眼光跟隨圍繞著我，片刻不離。因此，當我第一次看著女兒離去時的背影，心中滿是震驚。

●——背影，承載更多未盡的話語

女兒開始接觸瑜伽，是高二那年的暑假。小女孩想要身材婀娜、體態曼妙，於是要我教她瑜伽。兩個月的時間，她瘦了十幾公斤，過敏性鼻炎也獲得改善，開學後更獲得無數的肯定與讚美。女兒自信心增強的同時，也開始戀上瑜伽，甚至告訴我想要以教授瑜伽為志業，這結果是我始料未及，卻也樂見其成，畢竟瑜伽跟女兒都是我的最愛，兩個最愛得以連結，對我來說是無限欣喜。

當女兒的柔軟度愈來愈好，瑜伽的基本功法也愈來愈純熟時，我開始讓她在課堂上擔任助教，實際上陣演練她的所學，也磨練她的膽量心性，看見女兒的成長茁壯，我比任何人都高興，也深覺女兒有更多精益求精的空間。於是，我在課堂上「毫不保留的指點」（事後才知道，對女兒來說，是「毫不留情的指責」），當著眾多學生的面前，指點女兒並示範如何針對不同的學員作教學，我以為當下的立刻指正，能讓女兒獲益最多，沒想到卻是將她推離瑜伽道路的開始，同時種下母女心結的根苗。

每次課堂上，當我「毫不保留的指點」傷了女兒的自尊心與自信心後，她總是默默地起身離開教室，大門一關就出去了，希望把我對她的傷害就此關住——因為瑜伽跟媽媽都是她的所愛，當這份愛對她來說過於沉重時，她只好選擇轉身離開。

看著女兒一次又一次離去的背影，我終於明白為何古人總要易子而教——教自己的孩子，不是因心疼而不忍指責，導致太過寵溺；就是像我這樣，因過度期待，而過度苛責。

剪臍帶，斷期待

剛開始，面對女兒轉身離開的舉動，我心中不免氣惱：「為什麼不了解媽媽的苦心呢？」而為了要讓她明白我的苦心，我「更加努力」幫助她——放下做母親的尊嚴，以低姿態殷殷叮嚀、苦口婆心地想要找回以前乖順的女兒，也動用女兒親近的朋友去勸說，希望幫助女兒突破學習瓶頸，重回瑜伽的正道。（這些舉動從孩子的角度回望，則是裝可憐、用苦肉計，經常嘮嘮叨叨、滿口道理逼她無法靠近，甚至害她因拖累朋友而內疚。）

然而，什麼是瑜伽正道呢？透過「連結」，傳遞愛、和平、喜悅。可是，我的種種行徑卻正在斷絕女兒與我的連結，她感受不到我的愛，又何來和平與喜悅呢？

孩子，從母體而來，卻不屬於母體。當臍帶剪斷的那一刻起，孩子就已經是一個完整而獨立的個體了，但是，做父母的總是不放心，而用千絲萬縷的期待層層疊疊包裹住孩子。望子成龍、望女成鳳，是所有父母衷心的企盼，然而我們常錯用了身為父母的責任心與榮譽感，強把壓力轉嫁給孩子們，產生親子間無法跨越的對立感，甚至導致無法彌補的遺憾。

卡住了，多麼美好！

在瑜伽練習時，若身心開始對立、對抗，身體就會愈來愈僵硬，心也會愈來愈固執，動作變得不流暢而「卡住」，造成進不得、退不了的局面，甚至演變為運動傷害。然而，「卡住」的點，正是我們精進成長的學習點——以愛為本。當我們從接納自己的狀態做起，尊重身體的侷限，尋找當下的平衡點，自然成就身與心相互對應的圓融圓滿。所以看似「阻撓」，卻是為了「超越」而產生的墊腳石。

所以，親子關係「卡住」時，也正是彼此關係更上一層樓的契機。當親子問題產生，應先釐清自我，用孩子的感受同理看待，千萬不要用自以為是的觀念、想法去打壓孩子、教化孩子，企圖控制場面。在「發生問題」時，應感謝孩子將「問題提出」，因為孩子對應的是我們的心——孩子只是提出問題，並不是問題本身。

當我安住身心，不再耽溺在被拒絕的受傷情緒之中，我看見了——原來，女兒的乖順始終如一。女兒轉身離開，不是拒絕溝通的表示，而是顧及母親顏面、不想爆發衝突場面的貼心舉動。

孩子是看著父母的背影而學習成長的。因此，父母習慣了孩子的跟隨，習慣回頭看顧孩子。但是，隨著孩子慢慢長大，視野開闊了，世界遼闊了，他開始超越父母。縱使孩子茫然、迷惑於未知，仍憑著大無畏的勇氣前進，反而是父母無法適應新的相處模式，望著

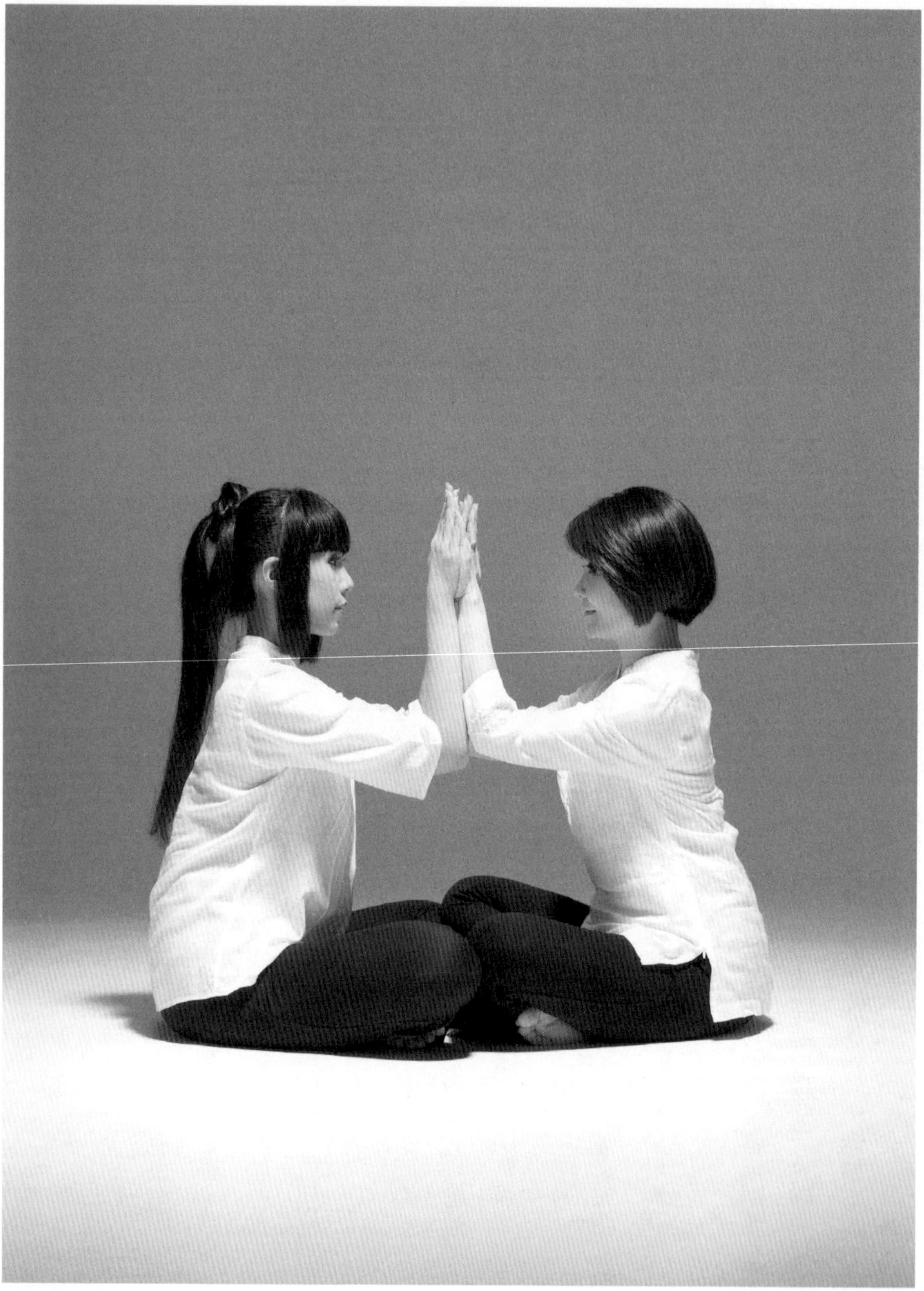

雙人瑜伽

孩子，從母體而來，卻不屬於母體。當臍帶剪斷的那一刻起，孩子就已經是一個完整而獨立的個體了，當彼此關係卡住時，提醒我學習「尊重」與「祝福」。

孩子的背影，焦急憂慮、無所適從。

女兒的背影，提醒我學習「尊重」與「祝福」。在父母認為比較崎嶇難行的道路上，或許有著孩子學習成長過程中所需要的重要養分，若父母過分干涉或是亟力「導正」，希望他們因此迅速通過困難之處，不也是另一種的揠苗助長嗎？念轉心轉，心轉境轉，於是，我不再一心想成為孩子的領航者，反而甘心情願做孩子永遠的後盾。

當我不再為女兒擔心而改用祝福的心，尊重她個人特質下的成長步調，信任她的潛在能力，學會放下、學會認同之後，她走出了屬於自己的一片天——現在女兒的瑜伽授課滿檔，備受學生喜愛，望著她自信優雅的背影，我深切感受到身為母親的驕傲。

唯有自己的身心安住，
才有能力安住家人的身與心。

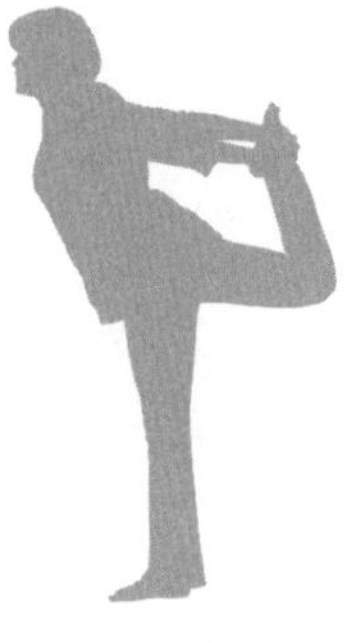

身安！心安！家安！

兒子從小就展露出過人的藝術才華。還記得第一次去學校參與活動，看見一個鋁片製作的鞋匠雕塑，鞋匠的指節既有力又細膩，正勤奮認真地在擦鞋，嘴角似乎含著笑與人對談，但眉目間卻透露出生活的無奈感，正想開口詢問：「是哪位大師的作品？」卻被鞋匠身旁的說明牌給吸引住了，這位大師竟然是我兒子。

——一個家，兩間房裡，住著三顆受傷的心

兒子的藝術天分是無師自通的，美術勞作一個比一個精采，繪畫深度叫人如癡如醉。或許是太早嶄露才華，又或許是太快獲得太多讚賞，老公擔心孩子就此一頭鑽入藝術的世

界而荒廢學業，因此勒令兒子禁止所有藝術相關活動，甚至只要兒子一畫畫，老公馬上當面將畫紙撕碎，孝順乖巧的兒子默默收拾凌亂的畫具、破碎的畫紙——那小心翼翼的動作，彷彿正在撿拾的是碎裂一地的心。

這樣的畫面經常在家裡上演，每演出一次，家裡氣氛就沉默一分。慢慢地，不擅言詞的老公更無語、不擅表達的兒子更默然，而焦急的我總因辭不達意而未語淚先流——三人之間，愛得又濃又烈，濃到對方無法喘息、烈到彼此無法交流。

●——身體，承載著心靈的傷痛

由於長時間得不到父親的認同、得不到母親的支持，孩子覺得自己不值得被愛、再努力也無法獲得肯定，內心深處累積著深切的自卑感與孤寂感。當心靈因過量承載而渴望宣洩時，孩子開始出現「異常行為」——愈來愈不愛說話、愈來愈晚回家、愈來愈少同學打電話到家裡來……，好多好多「愈來愈×××」的行為。當時我以為這種種現象是所謂叛逆期的表現，沒想到，那些我「不以為意的行為」是兒子所發出的求救訊號。

當內心的壓力超過孩子所能負荷的範圍時，一切委屈、所有不平都爆發在身體之上——憂鬱症，驟然降臨。

孩子有憂鬱症，對父母來說簡直是青天霹靂，那揪心、痛心的程度宛如世界瞬間真空，一口氣在胸口猛烈炸開，也像凌遲酷刑一片一片削割著自己的肉。兒子苦、我痛，丈夫又苦又痛。父母過多的擔心，最後竟變成對孩子的詛咒，反而讓孩子的道路變得坎坷，造成最愛他的人卻傷他最深，這是身為父母最大的疚懷。

——心不安，求神問卜也枉然

回顧前半生，自問無愧天地。為什麼一路行來跌跌撞撞、顛簸難行，從工作問題、經濟問題、童年問題、夫妻問題……到最痛的親子問題，種種磨難，讓我不斷探索人生的意義與目的。也曾對著菩薩埋怨：「明明已經盡心盡力做好每一件事了，為什麼宇宙還要給我如此多的考驗與難題?!」

為了找尋答案，我念心經、到處參加消災祈福法會，希望借助神靈的力量，讓心安住！然而，東奔西跑只是把我的時間填滿、讓我的身體更疲累，心反而愈來愈空洞、愈來愈慌……。有好長一段時間，我甚至夜夜失眠。每天唯一的片刻寧靜，竟然是我練習瑜伽的時候。

事隔多年，我才明白為什麼念心經、參加法會，可以讓某些人過更好的生活，而我卻沒有獲得幫助？因為，我的心不安！但，當我練習瑜伽時，全神貫注、專心一致，就是那個「身心合一」的片刻，心安定了，身體也沉靜了，你知道你可以面對自己，這股篤定的力量讓我能迅速充電，重燃戰力面對難關。

現在，兒子已經走出憂鬱症的幽谷了。不過，父子關係仍有改善的空間。

●——先安自己的心，才能安別人的心

前幾天，老公與兒子因故發生爭吵，兩人的情緒高漲，不斷惡言相向。過去的我，面對這樣的情況，總是擔憂害怕、傷心哭泣，不知如何是好，畢竟這兩個男人都是我的最愛，我該幫哪一個?!又能幫助哪一個?!恐懼不安的情緒壓得我手足無措、慌亂難安。

當下，我對自己說：「唯有我身心安住，才有能力安住家人的身與心。」境隨心轉！當我轉念後，眼前的爭吵場景不再嚇人。

這一對相愛的父子倆，並不是殺紅了眼在爭奪誰是誰非，而是在努力表達對彼此的愛，只不過他們的表達方式出了問題，「用力過度」是他們共有的特徵。身為在場唯一的女性，我應該用溫柔的力量讓他們知道，「大聲說話」不是溝通的唯一形式。

當我個別陪伴他們、傾聽他們，這兩位鐵漢也都開始願意展現出深藏內心的柔情——我用溫暖而細緻的愛連結了我最愛的兩個男人。

家庭衝突、親子問題發生時，別急著處理問題，先處理自己的情緒、釐清自己的思緒，當自己的身心安住，才能安住家人的身心——很簡單的道理，我卻花好大的力氣、好長的時間才做到。

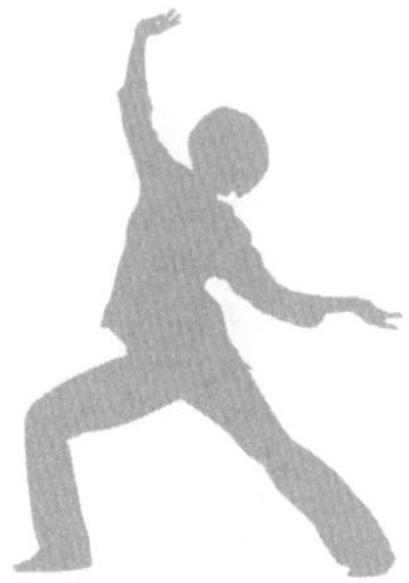

透過瑜伽，我看見柔軟的學問，
不只是身體的柔軟，更是心的柔軟。

個性不改，換一百個老公也一樣！

一個童話故事，不論劇情多麼高潮起伏，最完美的結局，莫過於「王子和公主從此過著幸福快樂的日子」。小時候，不知道是容易滿足還是不懂事，從來沒有追問大人：「然後呢？然後呢？」彷彿王子和公主手牽著手走進城堡的背影，那個完美的鏡頭，就是人生的盡頭。

慢慢長大以後，才發現「王子和公主手牽手走進城堡的背影」有點僵硬，腳步有種拖拖拉拉的不確定感，而那個看似完美的背影鏡頭，真的是盡頭，只不過是童年的盡頭。那句經典的旁白：「王子和公主從此過著幸福快樂的日子」是父母給小孩的祝福語，因為過了那條界線，就進入了另一個結界，父母的力量可能無法觸及。

因為自己童年不快樂，所以期待王子拯救。對於企盼已久的王子，我很有想法：身高要174公分，職業是公務員，26歲以前嫁給他，然後28歲要生小孩。

我的目標明確，所以美夢成真。只不過沒有人告訴我，公主要怎麼跟王子相處，才能延長愛情的賞味期限？

——委屈自己，真的能求全嗎？

剛結婚的時候，我們很甜蜜，我也很享受這份甜蜜，因此小心翼翼地維護它，深怕一不留神就從指縫中溜走了。

我努力地洗衣、煮飯、擦地板，保持家裡的環境潔淨。用完美的家事，來彰顯我是個超完美的嬌妻。若丈夫有親友聚會，我必定精心打扮、盛裝赴宴，幫丈夫做足面子，表現出好媳婦的樣子。在筵席聚會間，我必定對全場的人噓寒問暖、斟茶遞水，務必讓氣氛熱絡、賓主盡歡，十足十的賢內助模樣。

可是，我真的不明白，為什麼我愈是努力，老公就愈不開心？身為男人想要擁有的面子、裡子，我不是都給他了嗎？我不是天生喜歡洗衣、煮飯、擦地板，也不是天生喜歡當花蝴蝶滿場飛舞，為了他，我那麼努力、那麼辛苦，為什麼他都不體貼、不體諒？整天一副臭臉。

難道婚姻真的是愛情的墳墓嗎？

找解答，不如找問題

我愈是刻意討好，老公愈是冷眼、冷漠，既然如此，我也沒必要再委屈自己去維持所謂的好老婆、好媳婦的形象了。由於內心得不到肯定、期待總是落空，我的心情愈來愈忿忿不平，夫妻間也開始口角不斷。

因個性好強，所以事無大小，非得要爭出個道理來，在反覆爭吵中，不免動了「算了，離婚好了！」的念頭，但在開口與丈夫衝突前，依照慣例要先徵詢姊妹淘的意見、擬好作戰計畫。沒想到，從小到大跟我最要好的朋友竟然說：「妳的個性不改，換一百個老公也一樣！」當時，聽到這段話的我更氣，而且有一種被好朋友背叛的感覺，心想我是來尋求安慰與認同的，怎麼反而被朋友嫌棄、吐槽地說，我的個性不佳呢?!

愛面子的我，覺得被朋友羞辱了，於是不再找朋友訴苦，可是，心裡的苦沒地方去呀?!所以我開始到處去上心靈成長團體的課程，希望就此得到解脫，沒想到成長團體的老師說：「妳是麻木不仁、沒有感情的機器人，只會做事，但沒有感情的流動。」聽到這段話，滿腔的期待，就像被傾盆大水澆灌，狼狽又倉皇。

我是那麼努力地想維持一段好婚姻，那麼努力地扮演妻子的角色，那麼努力地到處尋求解套的方法，為什麼大家都說：我錯了！

家，不是講道理的地方

在教授雙人瑜伽時，我常常叮嚀學生不要過度投入自己的世界，要打開眼睛、打開心房，看看身旁的人、感覺身旁的人，尤其是做夫妻瑜伽的時候。

因為男女有別，不論是體能、柔軟度、使用肌肉慣性，各不相同，加上夫妻情感投射其中，盲點不小也不少。有些人以夫為天，總想著如何成就對方，捉不著重心要領，腳步踉蹌，沒能成就老公，反而雙雙跌跤；有些人愛妻如命，擔心自己力道過大、傷到對方，出力的同時又將力量回收，自己內傷又害老婆做了白工。夫妻各自做瑜伽，調身、調息、調心均有所成，可是兩人一起做瑜伽，怎麼效果不但沒加乘，反倒把原來學會的也變不會了呢？問題出在哪？

當我在課堂上教學生時，頭頭是道、條理分明，這段話講的是夫妻瑜伽，卻也是我在夫妻相處上所遭遇的困境。是啊！問題出在哪？

問題出在我太會講道理，可是偏偏──家，不是一個講道理的地方。

我最要好的朋友、心靈成長班的老師說的都是實情，我很會做事，遇到困難能飛快想出應變方法，但這套「成功模式」並不適用於人際關係。人與人之間的相處，不是講道理、不是爭意氣，而是「談感情」，要用心感受、用愛交流。

面對陌生人，我們沒有角色包袱，反而願意敞開心胸溝通；然而，面對愈親近的人，我們所扮演的角色就愈複雜，複雜到我們不願意他們看見我們心中的脆弱、心中的渴望——我希望老公對我溫言軟語，可是他不擅言詞，而當時固執的我，拒絕去看他眼底的溫柔。老公則希望我把時間用來陪他，而不是做家事、招呼客人，但他不知道怎麼跟我說，因為當時的我，看起來樂在其中。

透過瑜伽，我看見柔軟的學問，不只是身體的柔軟，更是心的柔軟。當我願意打開心房，坦誠面對自己的「渴愛」，也開始明白老公的臭臉是因為他在「討愛」，突然覺得老公的臭臉好可愛——用自己想像中的愛去愛對方，好累；用對方想要的愛去愛，既經濟又實惠。原來，相愛容易，相處更容易！

不要隱藏、不要害怕露出自己的樣子，
也不要預設立場，讓愛處處受限。

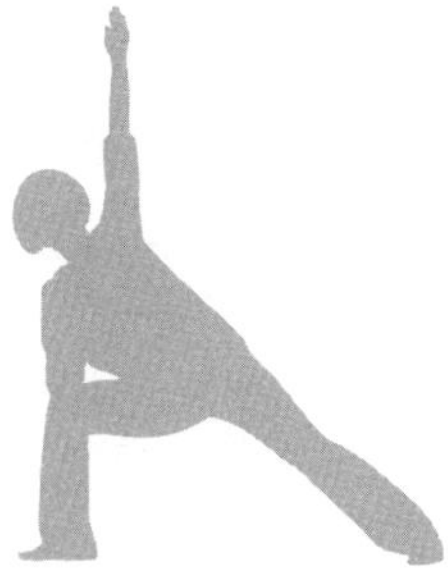

幸福的手腕

手機上傳來一封封急促的簡訊，顯示著小藍一波波跌宕的心情，憤怒不平、悲痛欲絕：「他明明說過愛我，現在卻那麼冷淡，連多看我一眼也不肯！」

「我做錯了什麼嗎?!」

「身為一個妻子所應該做的，我全都做了，難道做的還不夠嗎?!」

「公婆怪我生不出小孩，老公才會每天往外跑，但是他已經兩三年沒碰我了，要怎麼生小孩?!」

「婚後謊話連連，現在竟然連話也懶得說了，甚至寫信跟他溝通，他看都不看就原件退回，到底要折磨我到什麼地步才甘心?!」

「只有喝到爛醉，被人扛回家時，才身不由己的回家。把屎把尿、清嘔吐物……，睡醒之後一句謝謝也沒有，一句道歉也不說，難道我不值得嗎?!難道是我活該嗎?!」

字字血淚、句句心酸，然而，夫妻失和，就一定是女方有錯或是男方有錯嗎？非得爭出個是非對錯、黑白曲直嗎？難道只要逼先生說出一句「謝謝」或是「對不起」，這整件事就雲淡風輕、煙消霧散了嗎？

痛苦、傷心的小藍急著尋求浮木，希望能向外尋求解決之道、找到有力的方法，來遏止這個逐漸失控的局面，或者起碼先和緩她潺潺流洩的血淚。然而，外求的方法，或許能讓她暫時麻痺傷痛，但是，真正能幫她脫離痛苦獲得快樂的法門，正深藏在她內心之中，於是，我引導她向內探求。

——結婚證書，不等於幸福保固書

夫妻關係並不是一時興起的關係，我們都希望夫妻之間的關係能夠長治久安、和樂融洽，然而，多數人忽略了「幸福不是必然的」，幸福是需要用心經營的，灌注在日常不起眼的細節裡。所謂滴水穿石，功夫深；日起有功，成效佳。

當夫妻失和時，就算忿忿不平、心有不甘，也應該要先冷靜下來，沉澱下來看看自己、看看丈夫，不是要爭兩人之中誰對誰錯、誰是誰非，而是要靜下心來觀照自己，一層層地抽絲剝繭去發現問題的核心，是不是我們的平日生活對待出了問題？是不是我給的愛並不是你所需要的愛？或是我沒有告訴你我預期的愛？又或是我們都只是認真做事的人，卻不懂得向對方討愛？

一紙結婚證書並不等於是一張幸福保固書。靜下心來，觀照自己，自己想要的究竟是什麼？真的是一句道謝或是道歉嗎？先釐清不甘心的背後，自己想要的幸福究竟是什麼模樣？找到自己心中真正的幸福藍圖後，我們才有描摹、擘畫的依據，也才知道未來的路要如何走？

婚姻關係有很多種可能，可以甜如蜜，也可以淡如水，更可以苦似藥、冷若冰，當我們開始願意慢慢沉澱自己的心而學習自我觀照，開始願意面對並破除自己的慣性惡習時，一切都將開始好轉！

——微型人生，縮影在瑜伽體驗

小藍學瑜伽很多年了，是一個柔軟度很好的女生，任何一種瑜伽體位法都難不倒她，但是她很不喜歡做雙人瑜伽。每次做雙人瑜伽時，她看起來都像是一個瑜伽初學者，生澀而僵硬。

若是遇上柔軟度、協調性比她好的同學，小藍往往被帶著跑，失去身體的自主性，不但沒有拉開自己的深層肌肉，也害對方無法借力使力而承受過大壓力。

若是遇上柔軟度、協調性比她差的同學，小藍無法擔任引導的角色，只能本本分分的做好自己該做的動作，然而協調性不佳的同學，身體往往比較僵硬，沒辦法抓好角度與力道，於是雙雙踉蹌、失去平衡，甚至跌坐在地。

若能遇上柔軟度、協調性與她相近的同學一起做雙人瑜伽，似乎就沒問題了。然而，事實上並非如此，很容易演變成兩人各做各的，失去身體的連結、心靈的和諧。因為小藍不習慣去感受對方，甚至為了避免感受對方，連帶切斷自己身心的連結性，導致身體單純的做著折疊運動，而心思不知飛到哪兒去了。

那天，我帶著小藍一起做雙人瑜伽，想讓她覺察自己的盲點。當我們面對面，雙手搭住對方的肩膀，慢慢彎身成九十度時，小藍的手滑掉了，小藍自嘲地說：「我就知道是我手腕不好、不夠有力，才抓不住男人的心。」

「妳不是手腕不好，而是配合度太高。」我看著小藍，語重心長地說：「柔軟度高是好事，但要把內在力量用出來，不要隱藏、不要害怕，不會因此傷害到別人。如果不舒服，對方會告訴妳，不要預設立場，讓愛處處受限。妳現在配合度太高了，遇強則弱、遇弱則更弱，過度擔心露出自己原來的樣子會被討厭，這樣會讓你活得很辛苦。勇敢的露出自己的樣子吧！你很好，也很美，不要怕！」

身體收藏著心的好惡與喜樂，學習傾聽身體的聲音，人生會過得更充滿愛、和平與喜悅。

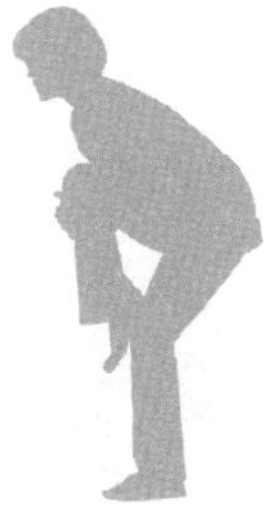

太投入自己的世界，
很容易在不經意中傷害了對方而不自知。

從單飛到雙飛

由於經常久坐辦公室打電腦，小紫的肩頸相當僵硬，加上腹部肌肉縮短、腰背肌肉又不夠有力的情況下，小紫C型背的症狀相當明顯，常被朋友取笑是「忍者龜」。其實，小紫本身的柔軟度很好，只是平常疏於「關照」身體，因此當她透過瑜伽，認識了調身與調心的方法之後，開始用心耕耘自己的身心靈，才短短四個月，小紫就卸下「龜殼」了。

不僅僅是小紫感受到自己身心靈狀態的改善，連朋友都不斷刺探：「是不是開始談戀愛啦？整個人都容光煥發了起來……」聽到是因為學瑜伽，而有了「戀愛般的好氣色」，朋友們都難以置信，嚷嚷著：「好啦，好啦！妳不想說就算了，談戀愛是好事啊！恭喜妳走出婚變的陰霾！」面對朋友們的結語，小紫啼笑皆非，不過也加強了她學瑜伽的信心。

●──用心陪伴，用愛回應

下課後，小紫跑來找我：「老師，妳是不是會算命?!不然妳怎麼知道我前夫常罵我不體貼；我媽常說我最大的缺點就是太投入在自己的世界裡，外面就算天塌了，我也不會知道……。」

看著小紫一副好奇寶寶的模樣，我忍不住想逗逗她：「我不會算命啊！是妳告訴我的！」小紫搔著頭，囁嚅著說：「我有說過嗎?!」

其實，我真的不會算命，我只是用心觀照，用心感受學生的感受，用心陪伴學生、用心引導學生而已──善用瑜伽所教導的「身與心的連結」、「人與人的連結」、「人與宇宙的連結」，人人都可以成為看相大師。不過，想學會看別人的相，一定要先看懂自己的相。

在瑜伽的修習道路上，我經常靜坐觀照自己的內心，整理紛亂的思緒，慢慢的整理、歸納自己的生活體悟，因為我用心觀照自我，所以才能以清明的同理心、寬廣的悲憫心來映照他人、反應他人。當我清楚自己的角色扮演，自然也能清楚地對應出他人的角色位置，也是因為這樣的原因，才使得小紫誤認為我會算命。

我不是學心理學的、也不是諮商師，我只不過是一個「用愛、用心」來導引學生的瑜伽老師。因為學生信任我，把我當成自己的母親看待，所以我只是本能的出於同理心與悲憫心，在孩子有需要的時候，時時相伴、刻刻關心，用心陪伴、用愛回應，如此而已。

比翼雙飛的藝術

今天，課堂上的人比較多，所以採用雙人瑜伽的方式來做練習。小紫是一個很好學、很勤勉的學生，因此才短短四個月的時間，就能讓自己的身心靈提升到另外一個層次。然而，透過瑜伽教室裡的鏡子，可以清楚看見她在人際相處上，有著自己所未覺察的盲點。

如果一個人做飛鳥式，小紫可以很穩定、很平衡的完成動作，從容而優雅。

但是，當小紫在做雙人飛鳥式時，太過於投入在自己的世界之中，急著向外飛去，造成彼此的髖關節無法相貼、無法相抵，兩人的身體之間出現了歪歪斜斜的裂隙。真正導致兩人關係無法維繫的致命關鍵在於，小紫高飛的那隻腳已經偏移，魯莽而筆直地越過兩人之間的中線，甚至與對方高飛的腳形成X型的交叉狀態。

若是兩人的髖關節無法緊緊相貼，就不能借力使力，創造出更大的共飛能量，反而變成一種互相箝制的拉扯關係而互相削弱對方的力量。若兩人形成X型的交叉雙腿，很容易因腳與腳的「打架」，導致這隻雙頭鳥內部分崩離析而加速墜跌的力道，雙雙頭下腳上的跌落在地而碰了一鼻子灰。

為什麼小紫會問我：「是不是會算命呢？」

原因在於，我走過去幫他們調整時，指著兩人髖關節之間的裂隙說：「太投入自己的世界，很容易在不經意中傷害了對方而不自知，所以在努力做好本分之餘，也要懂得『體

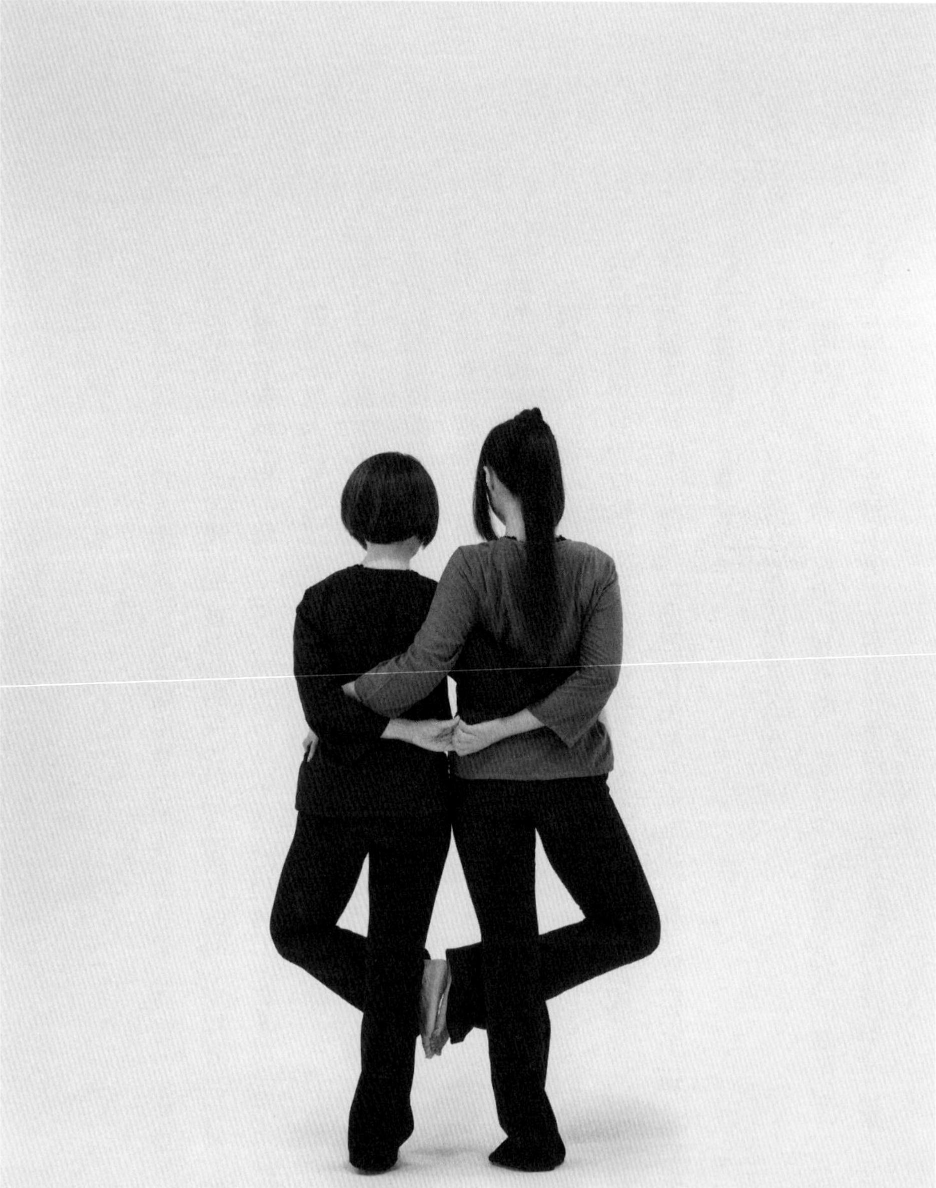

飛鳥式的準備

雙人飛鳥式的重點在於——兩人內側手臂互相橫過彼此的身體，輕輕擁攬住對方的腰，身體相貼之後，才能真實感受到對方的力度、情緒與需求。

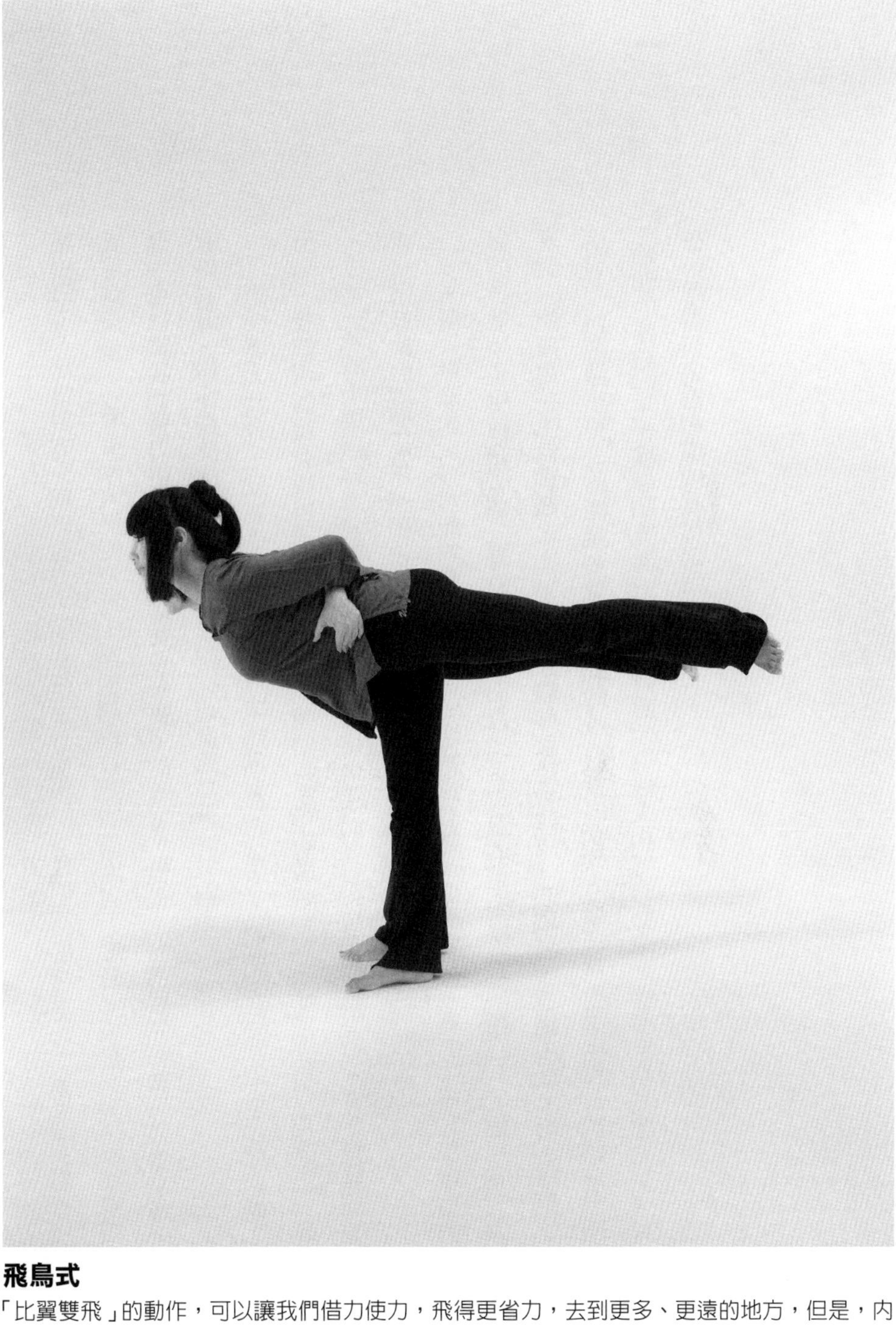

飛鳥式

「比翼雙飛」的動作，可以讓我們借力使力，飛得更省力，去到更多、更遠的地方，但是，內部要先和諧，取得平衡、取得共識，穩住彼此的重心，才能找到一起振翅高飛的方向。

貼』對方、疼惜對方、感恩對方，因為路上有他相陪，我們才能飛得更高、更遠，看見更美好的風景。」看著兩人慢慢飛近，互相調教彼此的高度與力度時，我接著說：「比翼雙飛，可以讓我們飛得更省力，去到更多、更遠的地方，但是，內部要先和諧，取得平衡、取得共識，穩住彼此的重心，才能找到一起振翅高飛的方向。」

想要與人共飛，就要先學會「體貼」。我們都希望對方體貼，也知道自己要體貼，但是，我們可能沒發現自己根本不習慣「體貼」。電視廣告台詞說：「你可以再靠近一點……。」是的！要再靠近一點，身體相貼之後，才能真實感受到對方的力度、情緒與需求。當彼此的身體能相應相和之後，心靈才有相知相繫的可能。

一個人做瑜伽，雖然能夠整合身心靈、連結身心靈，但終究是寂寞的；而且學瑜伽的目的，並不是單純為了個人身心的舒坦而已，更重要的是要學會「能用」，能運用在人際應對、能運用在生活實踐之上。而雙人瑜伽就是「能用」的起點，連結人我、借力使力，學習如何創造出更大的能量，豐富彼此的身心靈。在雙人瑜伽裡，可以更具體的感受到「瑜伽的連結」和「瑜伽點線面」，學習自處、與他人相處的藝術，學習自利利他的生活哲學，學習與宇宙相處的喜悅之道。

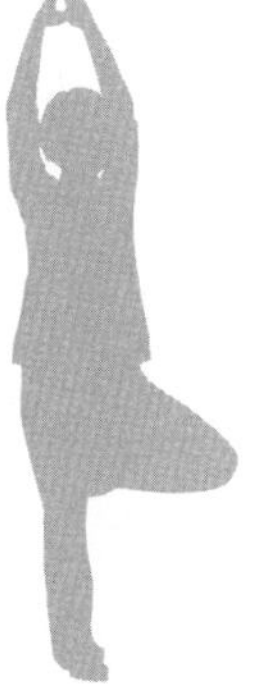

給予學生他所需要的，
而不是給老師喜歡的。

大老闆的學習

在一對一的瑜伽教學時，一位知名家飾業的企業大老闆像個新生孩子發現宇宙奧祕般地雀躍不已、迫不及待地分享：「老師，我從來沒想到過我可以完成海狗式這個動作，真的是太開心了！忍不住覺得自己好厲害哦。」

三年前，因緣際會結識這位大老闆，看著他從肌肉僵硬、肢體不協調，到今天柔軟度倍增、身體日漸有彈性，甚至連心靈都可以自由開懷、無所拘束，我的感動與開心程度著實不亞於他。

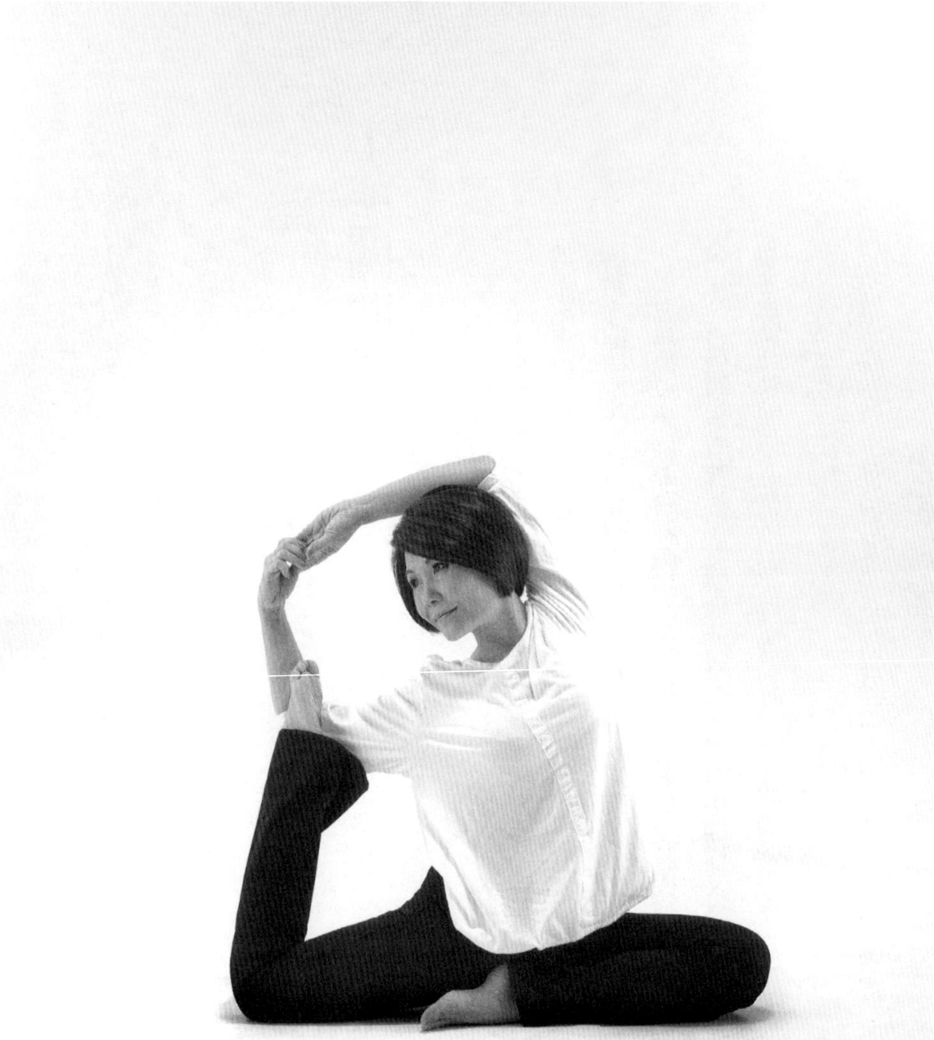

海狗式

高難度的瑜伽動作——海狗式，對於身體肌肉長期處於緊繃狀態而無法放鬆的大老闆，需要的是在練習的過程中時時關心、刻刻傾聽身體的感受，用心陪伴、用愛回應失衡的肌肉群。

選名師，不如選適合自己的老師

這位企業大老闆因為頸椎長骨刺而經歷了相當時間的醫療復健，當復健醫療告一段落後，基於長期保健需要，而開始接觸瑜伽。大老闆學瑜伽，選擇的師資當然也都是國內有名的瑜伽老師，然而跟著名師學瑜伽的期間，大老闆卻感到相當挫折。

在身體方面，大老闆除了本身因頸椎長骨刺而有手麻、手無法高舉的問題之外，又因酷愛登山活動，長期肢體用力不當使得腰背肌肉僵硬，而導致腰部有經常性的不適感，再加上經年累月為了打拚事業而累積出來的肌肉壓力緊張徵候群，因此有許多基本的瑜伽動作，大老闆根本無法做。

大老闆白手興家、胼手胝足造就今日的企業王國，其性格習氣當然帶著刻苦耐勞、打落牙齒和血吞的堅忍勇毅，所以不難想像，他的身體肌肉是如何長期處於緊繃狀態而無法放鬆。這樣的脾性與身體狀態，需要的是從心靈層面開始的細膩調整，以及與此配套的個別化的姿勢設計，否則若任其繼續與僵硬奮戰，很容易因勉強造成無法挽回的永久性傷害。然而坊間的名師，卻以例行性適合大多數人柔軟度的教學方式來引導大老闆，而非針對大老闆特殊的個人狀況、為他量身打造適合的瑜伽動作，於是大老闆身體方面的不舒服就可想而知了。

練習瑜伽時，身體感受自在舒服是讓人願意繼續下去的關鍵因素。一個學習者如果無法自然的舒展身體肌肉，心靈就會因抗拒而開始緊繃、學習興趣就會因過於勉強而感到挫折。這時很容易興起放棄的念頭。我與大老闆相識，就剛好在他想放棄的時候。面對大老闆的痛苦與迫切的需求，我不禁生起同情心，為他個別開了一堂瑜伽課。

輕安自在，做喜悅瑜伽

多年的教學實務經驗，使我深深體認到身為一個瑜伽老師，除了要有瑜伽專業知識與技能之外，更重要的是要對學員用心，觀其言、察其形、辨其色，給予學生他所需要的，而不是給老師喜歡的。

剛開始教大老闆瑜伽時，他不免感到困惑：「老師，妳教我的這些怎麼好像都不是瑜伽動作，只不過是一些伸展動作而已。」會提出這樣的疑問，就證明他是一個好學生，孜孜不倦、勤勉好學。於是，我向他解釋：「我們現在不是在學瑜伽，而是在學如何給身體『愛』！所以，你儘管感受身體的需要、身體的感受，暫時忘掉瑜伽的招式、功法吧。」

三年來，在練習過程中，我經常提醒他感受七大關節（腕、肘、肩、腳踝、膝、髖、薦骼）的靈活度變化，當他的末梢神經開始較以往活絡時，我才進一步開始訓練他的大腿與腹部的肌力和脊椎的核心肌群，慢慢增加肌肉的含氧量。我們一步一步、不疾不徐，慢慢地感受身體，讓每一塊肌肉都能得到飽飽的愛。愈不躁進、愈放鬆地練習，愈能體會隨之而來的輕快、愉悅。從身體開始，學習愛，學習與自己對話，讓心靈愈來愈自由。

這天課後，大老闆輕鬆自在、滿心喜悅地說：「老師，很抱歉以前對妳的教學方法有所懷疑，到今天，我才終於明白老師用心良苦，不斷找適合我的方法來幫助我。一直以為向高難度挑戰，才是瑜伽的極致精神表現，現在才發現，瑜伽是要幫助人先柔軟身體、進而柔軟心靈。我現在不僅手麻的老毛病好了，連跟我一起爬山的朋友都驚訝我的體力愈來愈好、柔軟度愈來愈高。透過瑜伽，我學會去愛與被愛都要合宜表達、及時展現，現在的我更愛自己、也更愛我周遭的人事物了。老師，謝謝妳！」

受到學生如此見證與肯定，我突然有所領悟，瑜伽路上，或許曾被人誤解、詆毀，但用心聽我、看我的，就會明白我。只要有一個人明白我，我就有千千萬萬的勇氣與責任繼續走下去。

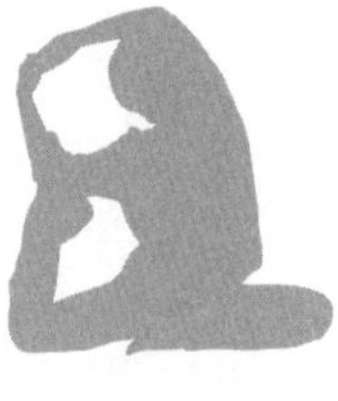

瑜伽老師不應該執著在「體位姿勢」的呈現，
就像廚師不應該執著在「裝飾擺盤」的華美。

多變的套餐組合

才剛下課，小綠就興匆匆地跑來找我：「老師，下一堂課可以讓我上嗎？我已經把老師剛剛的上課內容全背起來了，一定可以教得很棒！」

看著小綠自信滿滿的臉，我微笑地說：「妳真的很棒！我都不記得自己剛剛上課的內容是什麼，妳竟然可以全部背起來，真是太了不起了。看妳這麼有信心想試教，那下一堂課妳就試試看吧！」

下一堂課的暖身動作才開始沒多久，小綠就面露尷尬地呼喊著：「老師，救命啊！我……忘了，接下來該做什麼動作了！」

其實，在小綠出聲求救之前，我就已經知道「該準備上場了」，不是因為我不相信小綠，而是小綠的身體比她的意識更早就發出了求救訊號。當小綠的身體正在做「這個動作」的同時，她的腦袋也正在記憶庫中尋找「下一個動作」，身體跟腦袋各自為政，「心」只好在「這個動作」與「下個動作」之間游移，無所依託、無處安住。因為心慌意亂，小綠的身體開始不協調，所有的動作都變得「卡卡的」。

——熟知食材特性，是大廚的基本功

每堂課的學生都不相同，他們的身體特性與人格脾性也大大不同，為了讓每個人的身體都能充分感受到愛與喜悅，我會根據每次上課學生們的不同特質、不同問題來調整上課內容。所以，當我承接小綠的動作繼續上課時，藏不住心事的小綠突然說：「老師，妳怎麼這樣……，跟上一堂課上的都不一樣。這樣就不能再背一次動作啦！」

看著懊惱的小綠，我微笑著說：「瑜伽跟做菜的道理很像。學會煎煮炒炸的技巧很好，但更重要的是了解食材的特性，知道如何在做菜的過程中，融合各色食材的味道，做到互相提味而不搶味，才能成為叫好又叫座的美食。而在瑜伽課堂上，最重要的素材就是學生。」

如果這一班的學生大部分是電腦族，可能都會有肩頸僵硬與電腦手等問題。因此，會先讓他們放鬆上背的肌肉群，伸展胸大肌和三角肌，幫他們舒緩肩頸僵硬的問題，接著做電腦手的修復動作。當個別處理完這些「明顯的問題」之後，才會開始做其他的體位法。

若是這一班的學生多數是退休族的新生，就要特別注意骨質疏鬆的問題。由於骨質疏鬆容易發生於腰椎、手腕附近的橈骨、連結髖關節大腿骨的股骨大轉子等三個部位，因此要避免負荷過重的動作，例如強調後彎的動作，或是靠手腕支撐全身重量的動作。

不同的族群有不同的特性、不同的問題，當然也會有不同的需求，因此，我每次上課都有不同的「套餐組合」。這些「多變的套餐組合」都是為了要幫助學生解決身體上的不舒服而演變出來的，沒想到，竟造成了一些師資班學生的困擾——苦惱於我的「千變萬化」，使得她們無法完整的記憶我上課時所教的動作。

然而，瑜伽老師不應該執著在「體位姿勢」的呈現，就像廚師不應該執著在「裝飾擺盤」的華美，食材下鍋的順序與火候的控制，才是食物是否色香味俱全的關鍵。

——創意，來自用心

許多學生覺得我在瑜伽教學上很有「創意」，其實我不是有創意，我只是仔細聆聽學生的需求，每當學生提出問題時，我總是以同理心與悲憫心設身處地為學生著想，一心想要幫助學生解決問題而已，沒想到，這些解決之道竟成了學生口中的「創意教學」。

其實，所謂的創意，只是用心深入瑜伽的脈絡，消化吸收之後，用更生活化的角度來引導學生，讓學生學得輕鬆愉快、樂此不疲而已，當然我也從中獲取無限的滿足與成就感。

舉例來說，僵硬的人與柔軟的人同時做輪式時，都有可能做不起來。一個可能是因為雙肩關節沾黏，雙手無法伸直；另一個則可能是肌肉沒有力量，找不到重心。但是，從結論來看，都是無法做輪式。這時候，瑜伽老師應該要放棄教輪式嗎？這次放棄教輪式，下次放棄教犁鋤式，再下次放棄教鱷魚式……，最後是不是就要放棄當瑜伽老師了呢？

其實，任何事情都有破解之道，問題出在我們是否用心去尋找、用心去實踐。

輪式最主要是要訓練大腿、背部及手部的肌肉群，當學生做不來時，是否可以先尋找替代動作，讓學生的身體熟悉各部位的肌肉連結，體驗到「做對了體位法」的舒適感之後，再針對學生的問題補強身體失衡的地方，從外圍的肌肉慢慢訓練起，教導學生用心觀照身體的每一塊肌肉，與它們做最細緻的連結，傾聽它們的聲音，平等、平衡地給予它們所需的愛，循序漸進地幫助學生建立信心、連結身心——讓上瑜伽課變成一種享受、一種遊戲、一種「愛」的學習。讓「輪式」自然而然的發生。

傳統的體位法學習方式，對現代人來說「太吃苦」，加上有些瑜伽老師把教學嚴肅化、神聖化了，因此學的人提不起興趣、覺得瑜伽遙不可及；而教瑜伽的人也感到處處瓶頸、身心俱疲。如果希望瑜伽教學之路走得長遠而茁壯，要把瑜伽當成遊戲人間的法門，讓瑜伽變得更趣味化、人間化、生活化、現代化，自然能在瑜伽的教學道路上發揮更多、更好的創意。

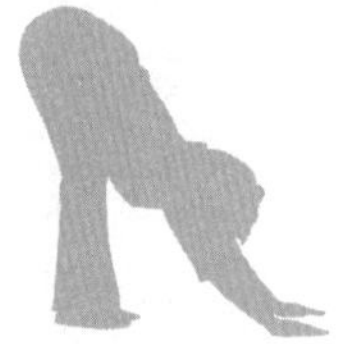

哪怕是簡短一句話、簡單一個字，
回傳你的愛、連結你的心，
給他人更多前進的動力。

原來愛一直都在

這是第二次與他見面了，距離上次剛剛好一個禮拜。

他，是被醫生宣布「沒希望了」的三十歲罹癌男子，而從外表、氣色看來，不太像一個重症患者，反而比較像是一個有「憂鬱星期一」（Blue Monday）症候群的普通上班族，一臉酷酷、累累的；但，若是與他談話超過三分鐘，就會發現他根本是一個「充滿希望」、「充滿力量」的無敵鐵金剛——是正義的那一方，要把生命力來茁壯，有智慧、有膽量，愈戰愈堅強；這愛的能量在身上，志氣變得高高的幾十丈，凡事不怕苦、不怕難、勇敢又堅強——飽滿的精神力不僅貫穿自己全身，也輕易地感染、撼動他人心弦。

腦筋急轉彎，生命大不同

他這次北上是為了到醫院做癌細胞的例行性複檢，並希望我能再幫他做一次靈氣療法。在靈氣治療之前，我們依然針對心裡的想法做了分享。

他在醫院等看癌細胞的複檢報告時，迫不及待、滿心期待地問醫生：「我的癌細胞應該變小了吧？這一個禮拜以來，我明顯地感覺到身體有好轉的現象哦，大家也都說我的氣色愈來愈好了、人也精神多了。醫生，報告上應該可以明顯看到癌細胞變小了吧？」面對信心滿滿、希望滿滿的他，醫生略顯遲疑、語帶關切的說：「你的癌細胞沒有變小。」

一聽到「癌細胞沒有變小！」，他的心情瞬間跌落谷底、沮喪萬分，不過，頹喪失志的時間不到一分鐘，他整個人突然變得超開心、笑意盈盈，醫生既困惑又擔心的問：「你怎麼了？突然想到什麼開心的事嗎？」

他喜形於色、雀躍萬分地跟醫生說：「是啊！我真的覺得很開心！因為你說我的癌細胞沒有變小，但你也沒說癌細胞有變大啊！所以病情穩定、沒有惡化，正逐漸好轉中。」這樂觀的話語像山壑深谷中清亮悠揚的回音直衝天聽，純粹潔淨的力道畫破醫院診療室晦澀灰濛的冷凝空氣，醫生望著雙眼炯炯有神的他，堅定地說：「是的，癌細胞沒有變小、也沒有變大，你要繼續加油！」

最美的禮物，有最醜的包裝

當他跟我分享他的新發現、心喜悅之時，透過他清亮的眼神、發光的雙頰，我也強烈感受到了他那份對生命的熱愛、對未來的熱情。接著，我問他：「你從生病這件事，發現了什麼？」

他說：「一知道自己得了癌症時，心情很沮喪、很恐懼，人生都變成黑白的了；不過，有好多好多人來幫助我、支持我、鼓勵我，包含自己的父母家人、親戚朋友，甚至連醫生、老師、志工這些本來不認識的人也都來幫忙我、為我加油，突然發現自己做人還滿成功的、自己還滿重要的，覺得很高興，以前從來沒有過這樣的感覺。」

我說：「那你覺得讓你感受到被愛包圍、體會到以前所沒有過的美好感受，應該要感謝誰？」

他略為頷首、狀似沉思，不到三秒鐘便眼神堅定、語氣堅決的說：「要感謝癌細胞！沒有這一場病痛，我不會這麼清楚感受到有那麼多的人愛我、需要我，我也不會這麼了解自己的生命價值與存在意義。我有信心一定能創造奇蹟，也一定要跟大家分享如何創造奇蹟。」

透過癌細胞，他發現愛一直在身邊卻不自覺，現在他懂得去愛與被愛，更珍惜去愛的機會、更享受被愛的美好！

靈氣治療結束時，看見他隨身攜帶的水瓶，我靈機一動：「水能淨化身體、洗滌心靈，願我的祝福能透過水的流動，將能量傾注他的靈魂。」當我將點化過的水拿給他時，叮嚀他：「喝水時，要懷著感恩的心，觀想水的能量引動癌細胞去到更適合它們的地方。」他，像個孩子，半瞇著眼、燦然一笑應了聲：「好！」那音線、那聲量鏗鏘有力、擲地有聲，震得人心熱辣發燙、眼底泛星光。

這個三十歲的男子用他的生命在說故事，說一段反轉逆境、創造奇蹟的華麗冒險故事。他離我們很遠很遠，遠到像年度票選的封面人物；他靠我們很近很近，近到像街頭巧遇的故居好友。如果，他對生命的熱情，也點亮了你心頭暗角，請你大方地說出祝福的話語，哪怕是簡短一句話、簡單一個字，回傳你的愛、連結你的心，給他更多前進的動力、更大奮鬥的勇氣。

他，在創造奇蹟，而我們可以幫忙推動奇蹟，給他一份祝福，給自己日行一善的機會，大聲說出你的愛吧！

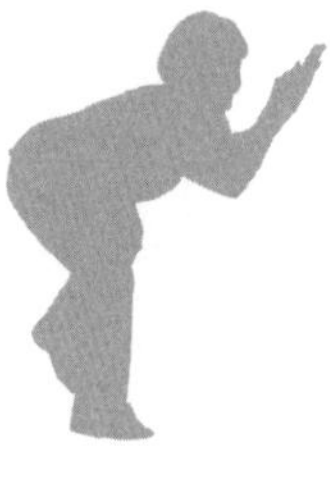

當自己的身心靈連結狀況大亂時，若與他人做連結，只會亂上加亂，幫不了別人、也誤了自己。

安定別人前，先安定自己

周二晚間，師資班的A學員在上完瑜伽課之後，默默在教室角落等我等到十一點多，直到學員們一一離開後，才紅著眼眶、語帶哽咽地說：「老師，我可以錄一段您的聲音嗎？拜託您幫我錄一段加油打氣的話送給我哥哥，好嗎?!」

面對學生如此愁苦的樣子、難過的聲音，我的一顆心不由得也高懸了起來，立刻詢問發生了甚麼事。原來，A學員罹癌的哥哥住進了加護病房。A學員的哥哥是個一心創造奇蹟的男子，雖然罹患癌症，仍積極到瑜伽教室來做過兩次的靈氣治療。日前，家人希望他回南部治療、方便就近照顧，然而在轉院回南部前，他心心念念想要再到瑜伽教室來一趟，跟我見見面、說說話，但由於時間與身體狀況無法配合，所以未能在回南部前再來一趟瑜伽教室。然而，當他一轉院回南部，醫生跟他說：「癌細胞變大了！」的同時，他的腦袋尚未及時反應，周身肢體卻宛如骨牌效應般，一個接著一個崩軟倒地——心靈受到重創，身體也宣告投降，緊急入住了加護病房。

一個信心滿滿且立志要創造奇蹟的男子，突然變成虛弱無力的麻糬癱軟在加護病床上，難怪身為妹妹的A學員如此焦急、如此無助。由於時間太晚了，擔心學員回家的人身安危，所以請A學員先回家，隔天下午再過來一趟瑜伽教室，我取消靜坐冥想，再跟她好好的談一談。

周三下午，憂心不安的A學員一進門來，便絮絮不停地開始說：「一直以來，哥哥的精神都還算不錯，但體力總是差了點，每次才走一小段路，就上氣不接下氣、喘個不停！我常常忍不住叨唸他，以前就是因為個性太急，不懂得照顧自己才生病的，現在身體都搞壞了，卻還是個急性子，也不知道要慢慢來，可是不管我怎麼說他，他都不聽我的話！我知道我是老么，在家裡說話都沒有份量才會這樣。哥哥他現在人已經住進加護病房了，我也不知道要怎麼幫忙，只好一直叫他要加油！後來突然想到，他在回南部前，一直希望來找老師，所以我想說如果可以讓他聽聽老師的聲音，對他應該會有一些幫助吧！這是我現在唯一能幫他做的了。」

設身處地，感同身受

Ａ學員平時是個害羞、不擅表達的女孩子，今天一進門來便一口氣說了這麼一大段話，可見她的心裡有多麼焦急與不安。在開始談論哥哥的問題前，必須先穩定Ａ學員的情緒，引導她找回自己的價值與自信，唯有當Ａ學員不再擔心害怕，能量場安定之後，才有辦法開始幫助她的哥哥。於是，我輕撫著Ａ學員的肩膀說：「我知道妳很擔心哥哥、很愛哥哥、很想幫助哥哥，但是妳要先安住妳的身心，妳才有能力幫助哥哥呀！」

畢竟Ａ學員也是瑜伽師資班的學員，一聽就明白了——當自己的身心靈連結狀況大亂時，若再與他人做連結，只會亂上加亂，幫不了別人、也誤了自己。當我發現她的能量磁場開始穩定下來時，倒杯開水、溫暖輕柔地對她說：「哥哥想來瑜伽教室，並不是因為想聽我的聲音，而是因為他在這裡獲得愛的能量補充，得到引導、看見脈絡，讓他有信心面對未來。」

看見Ａ學員明白通透的神情，我接著說：「哥哥走幾步路就氣喘吁吁，不是因為他著急，而是因為他對身體的控制能力下滑，若我們開口要求他：『不要急！不要急！』哥哥會有什麼感覺呢？」Ａ學員雙眼含淚嗚咽地說：「會造成哥哥的心理負擔。」當我引導出Ａ學員的同理心時，又接著說：「所以哥哥不是不聽妳的話啊，妳不要氣惱哥哥與妳自己。另外，『加油』這兩個字，對目前的哥哥來說，是不是也很有壓力呢？」Ａ學員聰慧地點點頭，說：「叫哥哥『加油』！好像在提醒他身體愈來愈不行了，好像是控訴說他現在不夠努力。」

●——愛的能量，前進的力量

A學員是家裡的老么，從小習慣「接受愛」卻不擅於「表達愛」，於是我引導她如何表達自己的愛，如何透過愛的表達來連結父母與哥哥，因為醫生可以治療哥哥，靈氣可以幫助哥哥，但是家人對哥哥的肯定與愛，才是增強哥哥無限信心與勇氣的良方。被愛包圍的人，才有足夠的能量創造奇蹟。

於是，我請A學員回南部後，也要用同理心來感受哥哥的病痛，要清楚地表達自己與家人的愛讓哥哥知道，清楚對哥哥說出肯定的話語、讚美的話語，適時提醒哥哥：「他是要創造奇蹟的人。」在上次的靈氣治療之中，哥哥已經體會到原來愛一直都在，只是過去自己忽略了，雖然已經清楚知道自己被愛包圍著，但人在面臨病痛的磨難時，難免會不經意地淡忘了。因此要不斷地提醒哥哥，告訴哥哥我們了解他很擔心、很害怕，不過他不是自己一個人，爸爸媽媽、家人朋友、老師醫生……所有愛哥哥的人全都凝聚在一起，一起在這裡陪伴他、給他祝福，大家都支持也肯定哥哥有創造奇蹟的能力！

一件悲痛的事，往往牽連很多傷心的人。哥哥罹癌、妹妹與家人朋友傷心難過，若沒有透過適時適當的引導，人們常常過度吸收負面的能量，進而產生責罰或是內疚的心理狀態，彼此間的負面能量相互影響，終會將悲痛之事導演成悲劇故事。幸好，師資班的A學員及早明白同理心與引導的重要性，也開始有信心要回去幫助哥哥，要引導哥哥、給哥哥信心了。當她離開瑜伽教室時，我們約定好要保持連絡，不論是她或是哥哥有需要，隨時都可以打電話給我。

●──陪伴、傾聽、回應

當我到印度跟隨大師學習靈氣治療時，大師曾說：「當自己的心很淨化時，流轉於周身的愛都是善意的、美好的，若用此清明純淨的意念給他人祝福時，宇宙就會為我們做出承諾。」於是，我透過靜坐冥想的方式，來祝福A學員的哥哥，希望透過觀想中宇宙的光、菩薩的光，給予A學員的哥哥滿滿的祈願與祝福。

可是，當我開始靜坐冥想時，突然發現我的右手臂很痛、無法翻轉，整顆心頓時陷入恐懼不安：「為什麼手不能動?那以後怎麼教瑜伽？」心念至此，我突然明白了，這是因為我與A學員的哥哥產生連結，宇宙要透過我的右手無法動彈這件事，讓我能同理A學員哥哥的感受：「我只不過右手不能動，就如此不安。那麼，可想而知，躺在加護病房裡的他，將是多麼難捱，面對未來當然有更多的擔心與害怕。」

於是，我靜下心來，專注觀照我的右手，用心陪伴他、仔細感覺他、回應他要傳達的訊息，右手漸漸恢復了應有的靈敏。藉由靜坐冥想，我觀想宇宙之光、菩薩之光，透過陪伴、傾聽、回應，引導A學員的哥哥連結自己的身心靈，進而療癒自己受創的心靈——身體，會記憶心靈的傷痛；而心靈，能創造、變化身體的疾病。當我們彼此間開始產生連結、產生凝聚力，願意一起攜手前行時，我們的心靈也會日漸強壯，身體也就有了康復的信心與勇氣。我把這段靜坐冥想的過程，告訴了A學員，也請A學員與其家人透過陪伴、傾聽，來回應哥哥靈魂的需要。

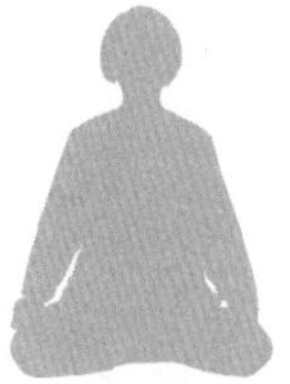

用心去做，用愛去教，
體內的能量自然運轉圓融。

在瑜伽中放鬆

學員小菊最近發現女兒臉色不好、手也發黃，以為她是因為就讀了明星高中後，課業太繁重的緣故。一問之下，才知道女兒哪裡在用功讀書，而是為了參加社團活動，將父母給的午餐錢拿去繳交社團費，每天中午隨便吃點麵包、泡麵充飢，造成營養不良。小菊當然十分生氣，責罵女兒將時間浪費在社團上，不是學畫畫，就是學吉他，這樣下去怎麼考得上大學呢？

於是考大學的話題，時常讓母女倆針鋒相對，關係陷入膠著；女兒甚至不讓母親去參加學校的校慶。小菊氣極敗壞地將事情告訴我，還說：「非得想個辦法殺殺這孩子的銳氣，要讓她知道天有多高、地有多厚！」我連忙說：「ＮＯ！妳絕不能夠如此對待孩子，而是要去了解她、導引她找到自己想要的。」接著我問她：「妳有沒有好好想過，其實……

妳的女兒就是妳的一面鏡子？」小菊一臉不解。

●──用心去看自己的「初發心」

當初，小菊上門來學瑜伽時，已經拿到證照了，因此我問她為何還想跟我學呢？她表示希望像我一樣賺很多錢。我告訴她：「如果妳是為了想賺很多錢，不要來跟我學；我是用『愛』在教瑜伽，不會教人賺錢。」結果她還是很堅毅的來學。初期，一天來上五堂課，很努力地學，很用力地做。

後來小菊自己也開了很多課程，身上至少有五張證照，每天都在趕場，忙得不可開交。但是她仍然沒有自信，患得患失，只要學生稍有流失，收入減少了，就會覺得是自己能力不足，教得不好、學得不夠，於是又來很努力地跟我學，回去後很用心地、也很用力地教瑜伽。周而復始，她的身體因為負擔過度而發出警訊，卻不自覺。結果麻煩不斷出現，不是自己生病了，就是公公住院了，或是家中某人出了車禍，常常不得不把自己的課讓給別人。一心想賺很多錢的她，也因此一直無法達成心願。

我告訴她，把忙碌的「忙」字拆開，是「心」「亡」，就是心死掉的意思。妳的「心」只是為了想賺很多錢，不停趕場忙碌著，根本看不到自己身體因為用力過度而造成身體失衡，也看不到女兒真正的需求。我問她：「妳有沒有發覺妳的身體一邊是歪的？」經我提醒，她才發現果真的如此，但是卻不願承認自己不關心或忽略了女兒。

「那麼妳是否知道女兒為何要參加那麼多的社團呢？」我問。

「還不是因為考上了明星學校，自以為了不起，開始放縱自己。」小菊自以為是地回答。

我說NO！開始分析起來，小菊的女兒過去就讀的是封閉的住宿女校，現在既然考上受人注目的明星高中了，當然也想探索自己究竟會些什麼？或者如何讓自己的人生豐富起來等等，於是想多參加一些社團，多學一點東西，才能跟同學融合一起，被團體認可；她的出發點沒有錯，問題在於太過賣力，忙碌讓她的心「亡」了，看不到考上大學是她讀明星高中的目的，也看不到為了參加社團省下午餐費的結果，是造成體內的營養失衡。我說：「她現在的情形，就是讓妳看到忙碌不堪的自己，不是嗎？」小菊這才恍然大悟。

有一句俗話：「人兩腳，錢四腳。」人是永遠追不上錢的。我要小菊學著「放空」，不要為了賺錢把自己搞得那麼忙碌、緊繃；而是用心去看自己的「初發心」，我們教瑜伽是為了人們的健康，只要建築在這個善念上，用心去做，用愛去教，體內的能量自然運轉圓融。在瑜伽中「鬆」是自在圓融的意思，一個人只要自在圓融，凡事包括家庭、事業、人才能圓滿。

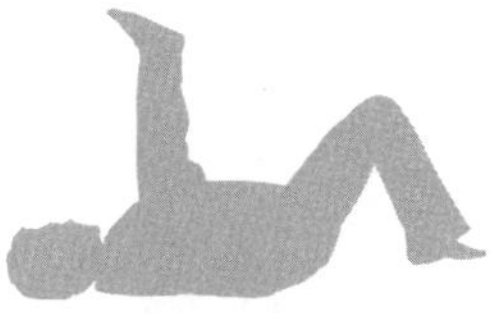

瑜伽，不只是一種
身體的伸展運動、心的覺知活動，
更是一種面對生活的正向態度。

在瑜伽裡，學會取捨，找到歡喜

我常常在課堂上講，「給喜歡」很容易，只要甜言蜜語，投其所好，就會讓人喜歡；但是「給歡喜」卻不簡單，那是施與受兩者，發自內心的一種情感。

有一位男性學員初來上課時，為了要拉開筋，很努力、用力的做，我跟他說：「瑜伽講的是鬆，放輕鬆做，剛剛好就好，無須用力太多。」他說：「拉筋很舒服的，我每個禮拜都去做泰式按摩，他們會幫我拉筋，真的很舒服。」

為了他這句話，我特地找了一家泰國按摩店前去瞭解。等他來上課時，我告訴他，「按摩店的那些拉筋動作，你沒有準備好，是不能那樣做的。若是硬拉，讓肌肉過度伸展，容易造成傷害。」其實，我大可配合他的需求，讚美他拉筋的動作做得很棒，讓他喜歡就好。但是，這並非我教授瑜伽的「初發心」。

適合才是最好的

我初學瑜伽一陣子後，發現因長期護士工作造成的腹脹、便秘不藥而癒，腰痠背痛的狀況也好多了，因此一直堅持學下去，也很熱心的教導醫院的同事。常常對我來講很簡單的動作，同事卻做不來，還說會造成運動傷害。當時我納悶瑜伽是很好的運動，為何會造成運動傷害？同時思考為何我做得到，她卻做不到？我又該如何幫助她呢？

於是我拿出學生時代讀過的解剖學，重新探索身體的結構與肌肉的脈絡，瞭解到身體每一塊肌肉都是寶貝，必須用心關照，與它們做最細緻的連結，給予它們所需的愛。另外在探索中，也領悟一件事，我可以將自己專業的護理知識及衛生教育，與瑜伽相連結，「開方便法門」關照需要關照的人。於是訂下目標，未來教授瑜伽將成為我的志業。

為了精進，我到美國、印度修習瑜伽。學習到印度輕瑜伽中所說的「不要勉強就好」的道理。何謂「不要勉強就好」，我解釋為不要有分別、對立觀念，不要偏執空，或偏執有；簡言之，就是懂得取捨。

爾後，在教學相長的修習當中，我更領悟到，瑜伽可以讓一個人自我信心提升、身心安頓，由內往外，達到「輕、安、自、在、喜、悅」（輕，輕鬆；安，安心；自，自然；在，當下；喜，歡喜；悅，愉悅），「體相如一」的境界。因此，多年來我一直秉持這個理念，傳授有緣人，希望他們從學習瑜伽中找到歡喜。

曾經，很多朋友問我，為何不開連鎖店？這樣每天就不必為了上課辛苦奔波，錢也會滾滾而來。我總是笑笑表示，「我教瑜伽的目的是要把『愛』、把『歡喜』推廣出去。目前我師資班的學員，在四面八方開課，已經幫我把愛與歡喜的能量傳播出去，我又何須開連鎖店呢！」

當然，除了傳授「愛的瑜伽」外，我也希望學員們，能將瑜伽的道理運用於生活，坦然接受自己，歡喜對待他人。

分享與溝通，讓愛更流通

學員阿芳上課時，滿面愁容，我關心詢問。她說母親罹患癌症，從南部上來做化療，住在她家；她很細心地照顧母親，但是母親總是心情不好，問其原因也不說，令她憂心不已。我說：「因為妳沒有用心去看，所以不瞭解母親的想法。」她有些不服氣：「老師，我真的有用心，每天都噓寒問暖，照顧得無微不至。」我回答：「那些都不是老人家真正的需求。」

我分析原因何在。一般上了年紀的人，尤其是南部的鄉下人，傳統觀念會認為自己有兒子，卻住在女婿家，是一件很不好意思的事；再加上兒子、媳婦不但沒來看她，連一通關心的電話也沒有，老人家的心情又怎能好呢？

阿芳將我的話放在心上。母親第二次北上做化療時，她私底下打電話給兄嫂弟媳，要他們若是因工作無法來探望母親，也要打電話來關心關心。結果接獲兒子們電話的老人家十分歡喜，心情自然好了起來。當然，阿芳的愁容消失了，換來的是一臉歡喜的神色。

阿芳不解地問：「老師，妳又不認識我媽媽，怎麼會知道她的想法呢？」

「身體力行啊！雖然我已經來不及孝順母親，但是我對她的愛始終不變。所以我是以我母親的角度看妳母親，自然能體會她的心情了。」我這樣回答。

接著我說：「阿芳，妳做得還不夠。」她問：「怎麼不夠？現在媽媽的心情已經好啦！」

我告訴她，要在母親與先生之間扮演潤滑劑，那就是如何讓二人都「歡喜」？老一輩的人很難表達自己內心的感受，即便阿芳的母親想謝謝女婿照顧，也不知如何開口，於是阿芳的重要性就出來了，她到底要如何做呢？

阿芳很聰明，一點就通。在閨房中她誠心的對先生說：「謝謝你，老公，你讓我無憂無慮的照顧我媽媽，所以她在這裡復原很快。其實我媽媽也很謝謝你，只是你也知道她不會說話……不過昨天姑姑來看她，她跟姑姑說，女婿很孝順，就像自己的兒子一樣。我聽了很開心，覺得好有面子喔！」於是乎，阿芳的老公對岳母愈來愈好。

事後，阿芳這樣告訴我：「老師，妳說的對，現在我不但能歡喜面對媽媽、老公、家人，也懂得以同樣的歡喜心對待他人了。」

所以我才會說，「歡喜」是發自內心；「喜歡」則是表象。至於取捨之間，端看你如何拿捏了。

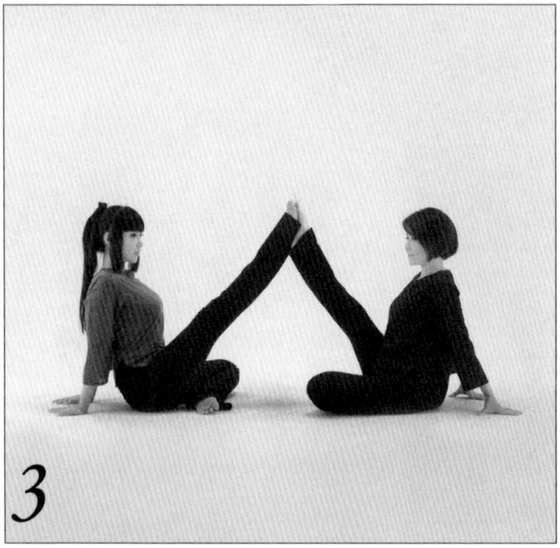

讓手著地，找到更多著力點，單純地單腳三角運作，往內往外搖擺。在搖擺的過程中，兩人的愛有同一個方向，延展的位置卻是不一樣的。

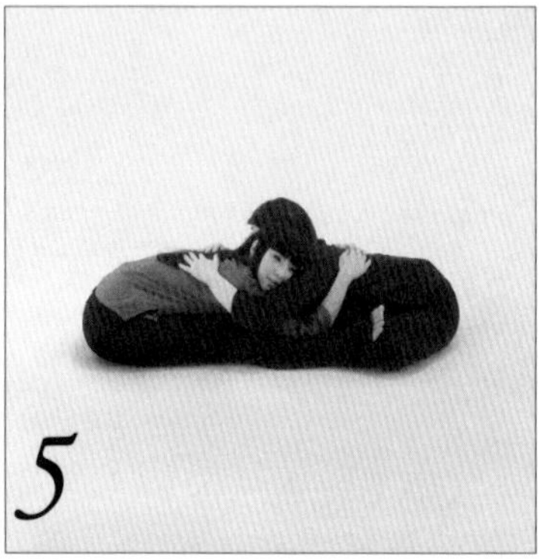

給彼此更多的愛，緊緊抱在一起，個別處理大腿後側肌肉群的關係，互相扶持、信賴。

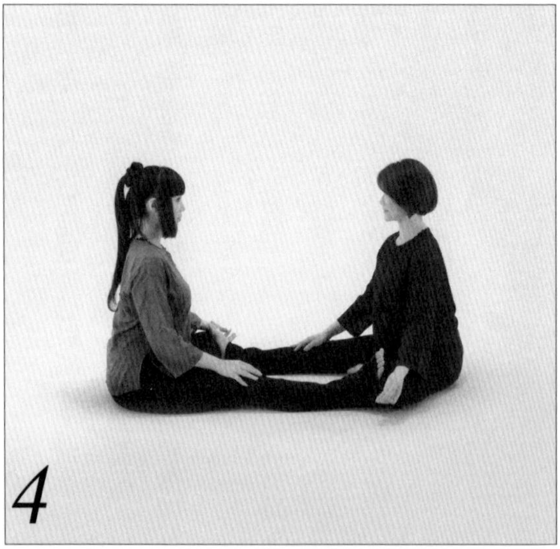

如果單腳無法撐起，瞭解彼此的優缺點，截長補短，找到更多的支持點。

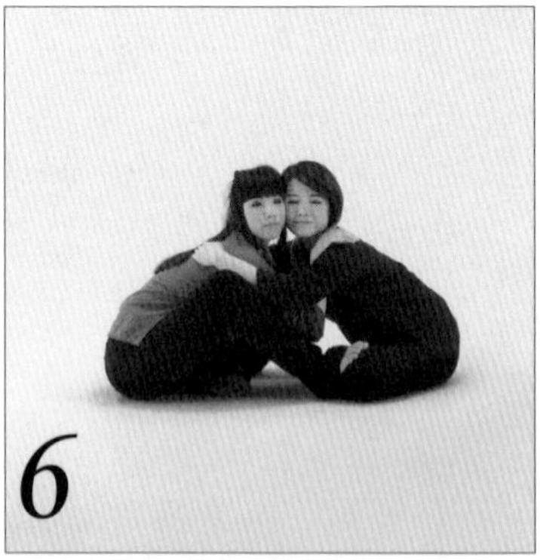

如果無法伸長腿互相擁抱，我們仍然可以去感受愛，屈膝創造更多接觸的面，找到彼此的平衡點，讓愛再靠近一點。

從自己的心到他人的心

愛就像個幾何學，有很多連結點，我常常叮嚀學生不要過度投入自己的世界，
要打開眼睛、打開心房，看看身旁的人、感覺身旁的人，不要預設立場，
因為兩人的力量對立，或使不上力，都無法和諧的連結在一起。

Point

當兩個人的動作無法借力使力而承受過大的壓力，
試著彼此分享與溝通身心的狀態，截他人之長補自己短，讓愛更流通。

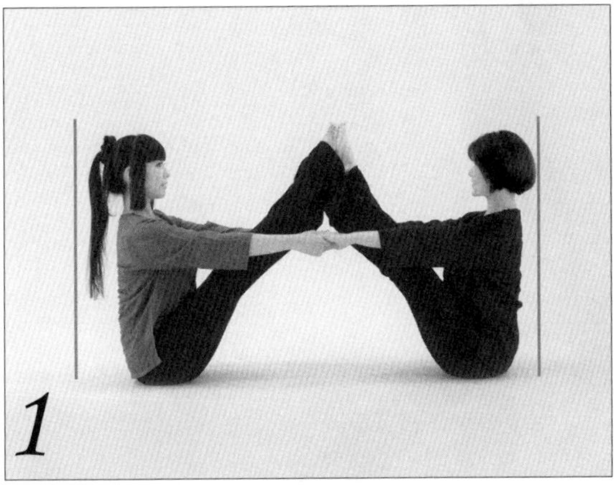

1

這個動作是「愛的幾何學」。兩人呈現多個三角形，表現出環環相扣的連結，你能在圖中找到幾個三角形呢？

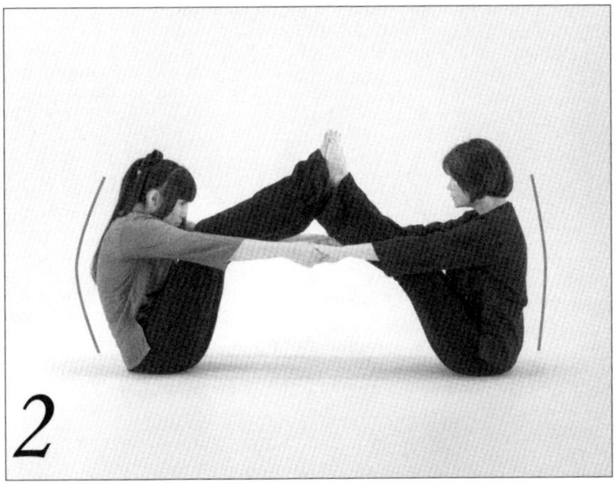

2

這是不自然的連結。兩人世界，一個人不敢用力或使不上力，一個人用力太猛，都是傷害，所以愛要用心感受，拿捏得宜。

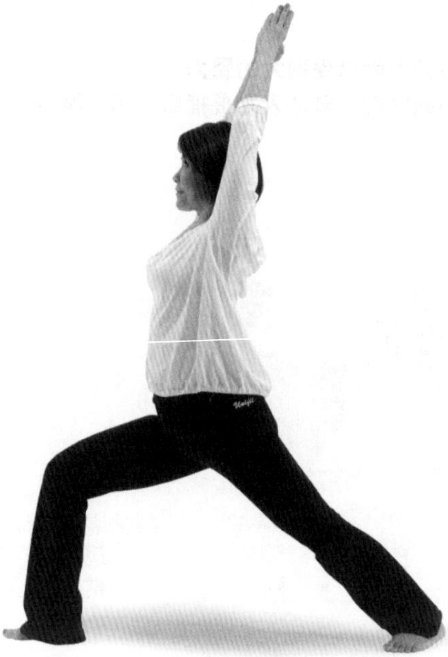

連結宇宙

——身體是小宇宙，隨著大宇宙跳動著

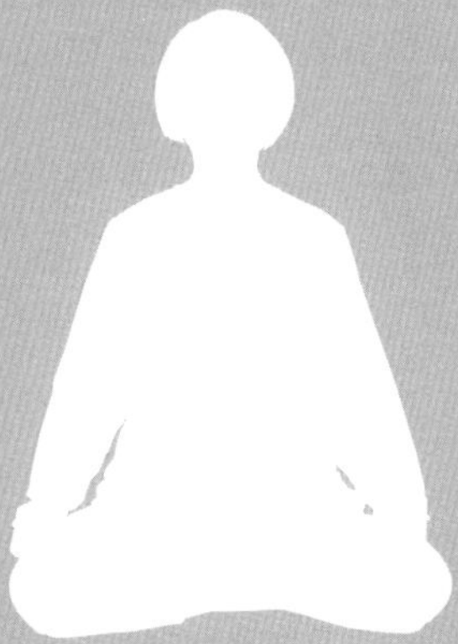

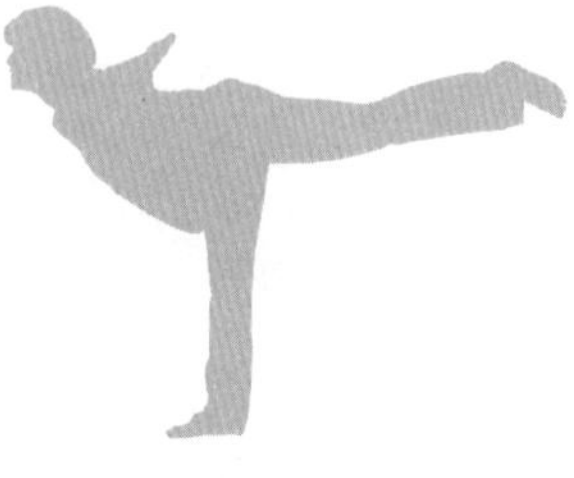

瑜伽功法，可以解身體的渴；
瑜伽心法，可以解心靈的結。
一點一點的清掉心底惡習，
一點一點的澆灌愛的能量。

身體的流變，反應了個人的習氣

「有很多人從來沒有好好觀察過自己的身體。」此話一出，班上一片嘩然。

小紅搶著說：「我天天都花兩個小時化妝，蓋斑、遮瑕……，每一個毛孔都仔仔細細的檢查過，一定要完美無瑕才肯出門，算是觀察得最透徹的了吧！」

小菊也說：「除了臉部保養之外，我起碼一個星期做一次身體去角質，不只是手肘、膝蓋和腳跟的加強而已，連手指甲邊緣、腳趾縫也都不放過，算是觀察得很全面了吧！」

小綠接著說：「我的美白功夫才徹底又全面咧！牙齒美白是一定要的之外，三點私密部分也都漂白到粉嫩粉嫩的，最近更積極研究如何讓眼睛的眼白部分更加晶亮呢！」

眼看著話題開始朝向保養美容的方向而去，我忍不住問：「有人曾經裸體站在鏡子面前仔仔細細地觀察過自己嗎？」

小藍一臉鄙夷地說：「又不是模特兒，身材又不是很美，幹嘛脫光光照鏡子啊？這樣不是很奇怪嗎?!」

很多人都跟小藍一樣，對自己的身體感到很陌生，甚至有更多的人是到了疾病找上門之後，才開始正視身體的存在。如果我們可以在身體覺得「不舒服」之前，就找到彼此和諧的共處之道，生活一定會變得更有朝氣、生命一定會變得更有意義。

●——身體是一個小宇宙

「天地玄黃，宇宙洪荒，日月盈昃，辰宿列張，寒來暑往，秋收冬藏……。」世界的運轉依著一定的序列循環，身體的展演依著既定的宇宙規則運行流變。

人體的骨骼系統，由二〇六塊骨頭、超過二〇〇個關節以及約六〇〇塊的肌肉所組成，每塊肌肉都有既定的形態和構造，有既定血管分布，受既定的神經支配，具有既定的功能。骨骼與肌肉支撐身體，保護內部器官，並且賦予我們外在的形體、形象。

在身體的小宇宙之中，只有和諧、沒有對立。每一次每一個動作的改變，幾乎都涉及了身上所有的骨骼、神經與肌肉，在緊張與放鬆之間，身體會進行細部的微調整，以維持整體的平衡與穩定度。身體是一個很複雜、很精密的組織系統，因應我們的需要，瞬間協調、應時變化。

身體是上天所給予的寶貴禮物，我們卻常常視而不見，甚至濫用、用爛。如果你曾經仔細的鑑賞過身體，會驚訝的發現到處充滿著不平衡、不協調，可能是左右肢體大小不一、上下脂肪分布不均，或者是前後肌肉強度差異極大。本來和諧、平衡的身體，怎麼變了？是什麼造成它今天的樣子？答案是習氣，身體的流變，肇因於個人的習氣。

聽！身體正在說話……

有些人整天喊著腰痠背痛，到處找人按摩做SPA，痠痛的感覺可能因此而舒緩，但是痠痛的原因並未被根除，隨時都在找機會復發。所謂的腰痠背痛，指的是腰背部的「肌肉」疼痛，而造成肌肉疼痛最大的原因是「姿勢」。

如果一個人長時間坐著，而這個姿勢又沒有依靠的情況之下（或者依靠的支撐力不夠），為了維持身體的平衡，腰背部的肌肉會承受極大的壓力，導致腰背部肌肉疲乏、疲累。若是腰背部的肌肉不夠有力，可能會導致脊椎負擔過重，而加速脊椎的老化、退化，腰痠背痛就更劇烈了。

單一的動作稱為「姿勢」，而長期累積的姿勢，就成了「習氣」。身體的流變，不只與身體的習氣有關，心理的習氣影響更大。

人都需要靠山，有依靠的感覺，讓人覺得心安。若是一個人長期沒有依靠（或者依靠的支撐力不夠），人會因心理需求而挺直腰桿，塑造出表面能依靠的意象。因為心理無法放鬆，呈現出來的感覺會顯得這個人很ㄍㄧㄣ，像個會走路的衣架子，這種時候，腰背部的肌肉也會承受極大的壓力，脊椎同樣會有負擔過重的問題產生。

透過身體，我們可以看見過去；透過身體，我們可以規劃現在；透過身體，我們可以預測未來。

──瑜伽功法，解身體的渴；瑜伽心法，解心靈的結

為了防止腰痠背痛所產生的後續病變，很多人會直覺且直接的加強腰背部的肌肉力度，然而這麼做是不夠的。身體需要更面面俱到的呵護。

人的身體最講究的，就是平衡的力量。如果只單純加強腰背部的肌肉力度，會導致身體另一種面向的失衡，要同時加強腹部肌肉的力量才行。若是腹部肌肉虛弱無力，為了保持平衡，腰背肌肉就需要承擔更多，再多的力度補強也不夠用。唯有當腹部與腰背肌肉同樣強而有力時，才能穩定而平衡地固定住脊椎與骨盆腔的連結，進而保護內部臟器。

瑜伽體位法，正是為了讓人感受平衡、平等的力量而演變出來的。瑜伽的原意是「連結」，是身與心的連結，人與人的連結，人與宇宙的連結。

透過瑜伽體位法，一小塊一小塊慢慢延展身體肌肉，感覺肌肉在身體裡的作用，感覺

肌肉與肌肉間的連結，平衡、平等的觀照每一塊肌肉，利用肢體動作按摩內在腺體，最後達到淨化脈輪的目的。當身體肌肉一小塊一小塊地清除過去的習氣，一小塊一小塊地被補足了愛，整個身體就能愈來愈輕鬆、活躍。此時，才能開始強化肌肉的力度，重塑既堅強又柔軟的身體形貌。

身體渴望被接納、被尊重、被疼愛，當它獲得滿足時，身心自然緊密連結，神采自然不同過往。而人與人連結的道理，跟身心連結的道理是相通的。

所有人都渴望被接納、被尊重、被疼愛，當內在情緒沒有處理好時，我們無法給自己完整的接納、尊重與疼愛，當然對他人的需求更無能為力了，於是，我們墮入了惡性循環，在彼此的「錯誤對待」模式中，扭曲自己對愛的渴求、扭曲他人對愛的需求，生活變成一連串的無助、無力、無奈。

瑜伽功法，可以解身體的渴；瑜伽心法，可以解心靈的結。一點一點的清掉心底惡習，一點一點的澆灌愛的能量，滴水穿石、日起有功，某天早晨醒來，將在鏡中發現光燦奪目的美麗自己！

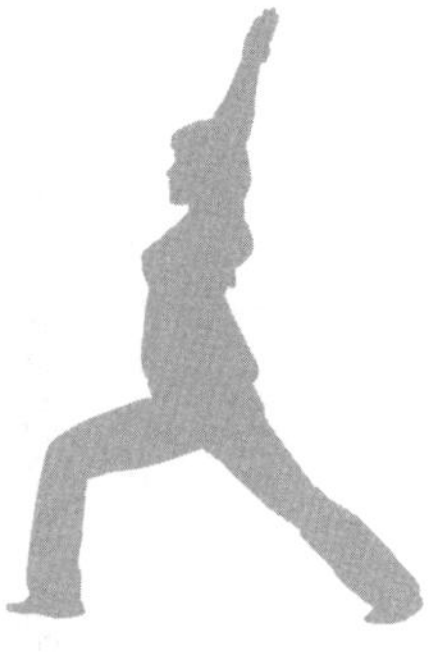

當內心怎麼想，
外境就會有什麼回應過來。

有求必應的身體

阿桃和老李是一對歡喜冤家，標準的「床頭吵，床尾和」的夫妻類型，從年輕拌嘴到老，沒有一天是不鬥氣的。吵吵鬧鬧也過了大半輩子了，沒想到，兩人最近推出了更嗆的新花招——比賽生病。

事情是從老李正式退休的那個禮拜開始的。

不用上班，每天悠哉悠哉去釣魚、泡茶的日子，老李期待好久了，終於等到了這一天。然而，這種「悠哉悠哉」的生活，才過不到三天，老李整個人都變得「憂哉憂哉」了，做什麼都提不起勁兒，了無生趣的樣子讓阿桃看不下去，便叫老李早上和她一起去社區大學跳國標舞，活絡活絡筋骨，增加一點生氣。

「不去不氣，愈去愈氣！」老李「生氣」勃勃地說著：「這個三八桃！每天穿得花枝招展地去搖屁股，都幾歲的人了，懂不懂廉恥啊?!」

「對對對！我這輩子只懂得拿鍋鏟，『連尺』都沒看過。」阿桃不甘示弱的反擊著。

老李和阿桃兩個人你一言我一語的開戰了！這情形大家都司空見慣了，也沒人放在心上。可是，不尋常的事情發生了！一個禮拜後，老李生病了。每天早上都發高燒，阿桃忙著照顧老李，完全沒空去跳國標舞了。

「也不知道是不是裝的？每天一大早就發燒，快中午就退燒，看醫生也找不到病因。」阿桃煩躁地抱怨著：「可是……溫度計總不會騙人吧！難道那死鬼有特異功能。」

又一個禮拜後，忙著照顧老李的阿桃倒下了。在去買菜的路上，遇到了飛車搶劫，金錢損失不大，但是左腳骨折了。醫生宣布：「起碼要住院一個禮拜，觀察看看是否有其他問題。」現在，換老李全天候的服侍阿桃了。沒有人發現老李的發燒症狀，不藥而癒了！

說也奇怪，阿桃的病快好了，就換老李生病了；老李病癒了，阿桃就生病了……。兩個人三天、五天的輪流生，病因也都是一些不可抗力的因素造成的：飛車搶劫、刀火燙傷、眼睛小中風、流行性感冒、遇上酒醉駕駛人……，甚至連帶孫子去公園玩，都被三歲小孩騎腳踏車撞傷。得知老李和阿桃遭遇的人，都紛紛以流年不利、走霉運，或是年紀大了，身體機能老化、抵抗力不佳……來總結一切事故與疾病。

然而，一個對身心靈稍有涉獵的人，一定可以在這些看似無關聯性的「單一」事件中，找到相連的「脈絡」，進而看透「全貌」。若是用瑜伽點線面的角度來切入說明，不難發現這是一場由「個人願力」引發「人我相應」，最終演變成「宇宙共振」的劇碼。

——心念是原因，事件是結果

讓我們從瑜伽「連結」的觀點，重述一遍阿桃和老李的故事。

阿桃和老李吵了一輩子，算得上是「互相漏氣求進步」的好伴侶。兩個人「愛」吵架卻又「愛」膩在一起，因為是真的「相愛」，只是不懂表達。吵架，是為了吸引對方的注意力，為了凸顯自己的重要性。可是，常常吵著吵著，兩人都上了火，這相處的習氣模式，讓雙方都誤以為彼此是「相看兩相厭」的湊合伴侶。

老李退休了。照道理，兩人有閒有錢可以重建甜蜜的夫妻關係了。可是，太閒了！老李覺得自己失去了重要性，又看見阿桃朝氣蓬勃地去跳國標舞，心裡不是滋味。為了凸顯自己的重要性，為了吸引阿桃的注意力，一如往常，老李開罵了！但是，這種火力所激起的焰光，不足以照亮老李內心的黑洞——渴望被陪伴、渴望被重視。這個心理需求埋藏太深、埋藏太久了，老李也不知道自己有此需要，可是，身體知道！有求必應的身體，幫老李完成了心願。

因為生病，老李有了正大光明被陪伴的理由，也證明了自己的重要性（阿桃連最愛的國標舞都不去了）。反觀阿桃，她的內心風景又是如何呢？

系出名門的阿桃擁有高學歷、高薪工作，卻為了家庭毅然決然放棄一切，專心在家相夫教子，內心深處總有個聲音在說：「我不只這樣而已！」不只這樣，那應該要哪樣？阿桃無暇細想、無力深究（照顧家庭已花費了她大量的心思），也不敢多想（萬一想不出來，就證明了只能這樣；萬一想出來了，難不成要拋夫棄子去追尋）。因此，為了凸顯自己的重要性，為了吸引老李的注意力，例行性的吵嘴已經成了每日的重頭戲。

年過半百的阿桃終於卸下了家庭重擔，也找到了自己的新興趣、心目標——跳國標舞，出國比賽。眼看夢想指日可待，卻半路殺出了個程咬金，老李莫名其妙的生病了。照顧老李是沒話說，但是，病得「莫名其妙」，讓人無法釋懷，這意味著她的國標夢可能從此難圓。雙重的壓力，讓阿桃心灰意冷，想找人「惜惜」。這個心願的聲音很微小，很ㄍ一ㄣ的阿桃應該聽不到，但是，身體聽到了！有求必應的身體，完成了阿桃的心願。

飛車搶錢的歹徒在市場周邊徘徊，僻靜的巷弄裡沒有監視器、逃逸又方便，眼前有兩個適合的人選，一個生龍活虎的歐巴桑、一個死氣沉沉的阿桃。再笨的賊都知道要選擇阿桃。應阿桃的身體聲聲召喚，笨賊果然難抵誘惑，而身體成功地幫阿桃爭取到了老李的疼惜。

身體，會呼應心靈的傷痛；而心靈，能召喚身體的疾病。

一連串因「個人願力」引發「人我相應」而啟動「宇宙共振」機制的事件接踵而至，全是為了阿桃和老李彼此在競爭被疼愛、被照顧、被重視的機會。其實，人生可以過得更輕鬆、愜意，只要我們對自己也對別人坦承自己的心，善用「個人願力」、「人我相應」與「宇宙共振」的機制，就能一起共創美好明天而互蒙其利。

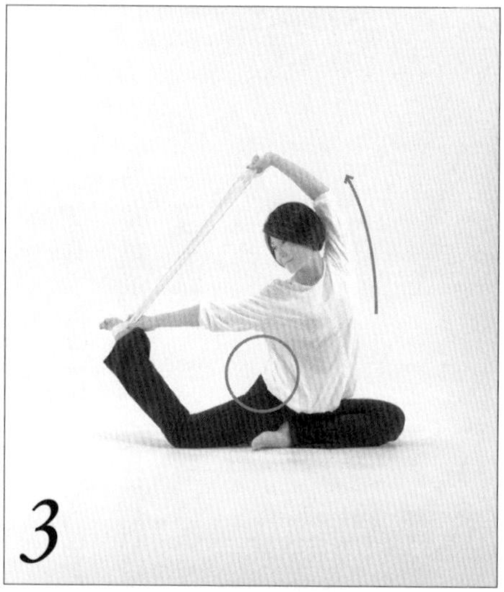

3

當你坐穩後，可以運用外在資源，連結手與腳，訓練腹部與腰背肌肉的力量，才能穩定而平衡地固定住脊椎與骨盆腔的連結，進而保護內部臟器。

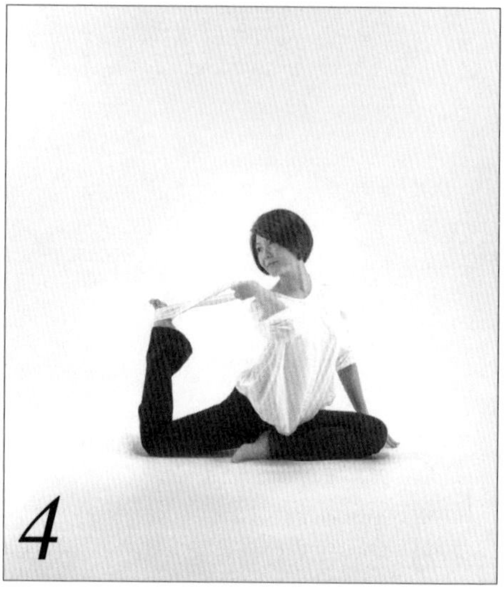

4

當你學會連結，手與腳的距離就可以縮短，放手一搏。

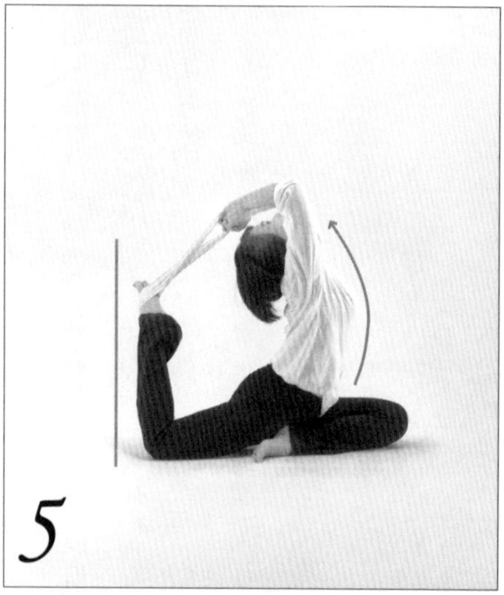

5

當肩膀、手腕、腰部、臀部各部連結好，基地坐穩，就能再次轉身開始超越自己。

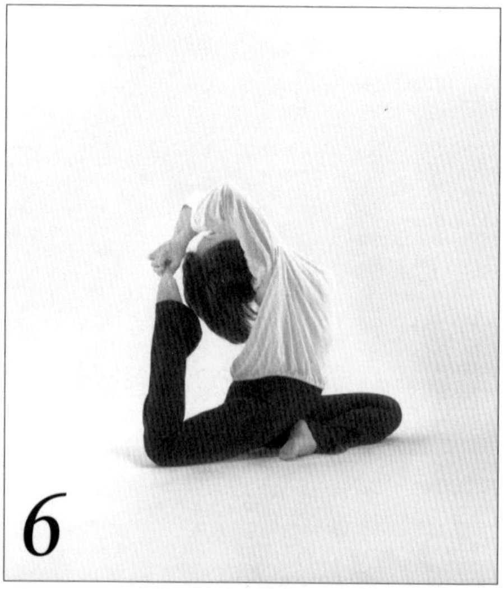

6

這個動作就是「鷲王式」。你已經個別處理好身體的每一個關卡，可以將內在本能發揮出來，有方向、不害怕、知道連結的感覺。

超越自我，實現自我

在瑜伽動作中，如果你急著完成什麼，就什麼也完成不了，
看來相似的動作，其實在身體所形成的施力點、著力點、支撐點也會完全不一樣。
所以面對高難度的動作，不是苦練，
而是一點一滴看到自我內在的連結，平衡、平等的觀照每一塊肌肉。

Point

在身體的小宇宙中，透過瑜伽體位法，不要比較、執著外在的形式，
只要每一塊肌肉達到平衡，與呼吸（氣）融合，身體自然就「自在圓融」了。

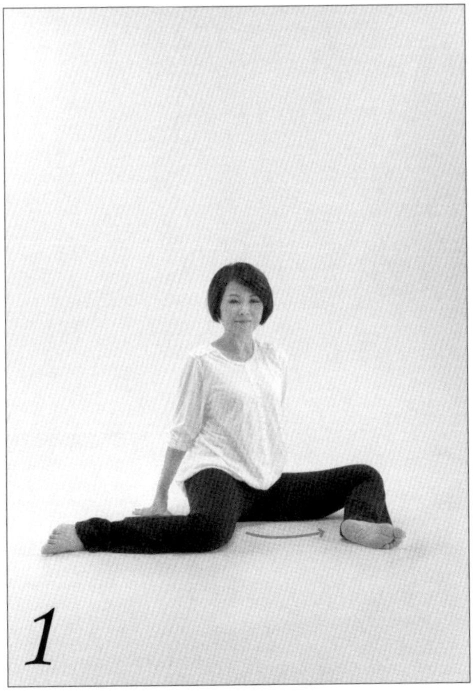

在你瞭解如何愛自己、如何連結他人之後，感受在不同角度坐穩的感覺。你坐得穩嗎？身體每個地方都跟你配合嗎？

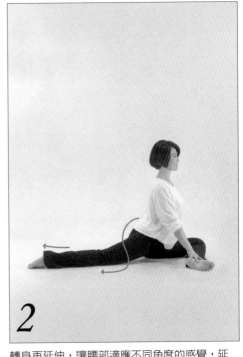

轉身再延伸，讓腰部適應不同角度的感覺，延展腹骨溝周邊的肌肉群，訓練臀大肌的力量，將腳延伸出去。

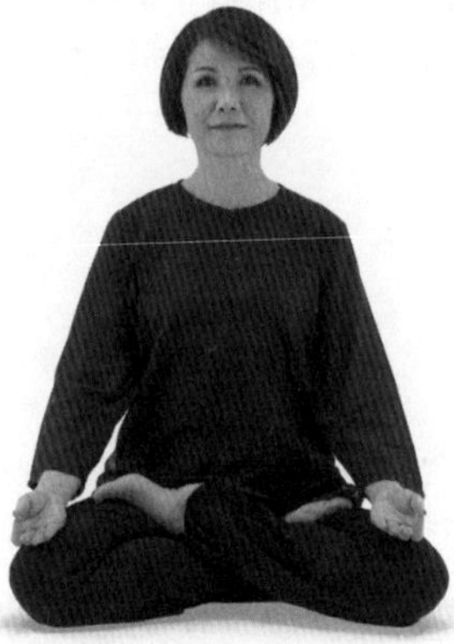

連結愛

——體驗接納與給予之間的平衡力量

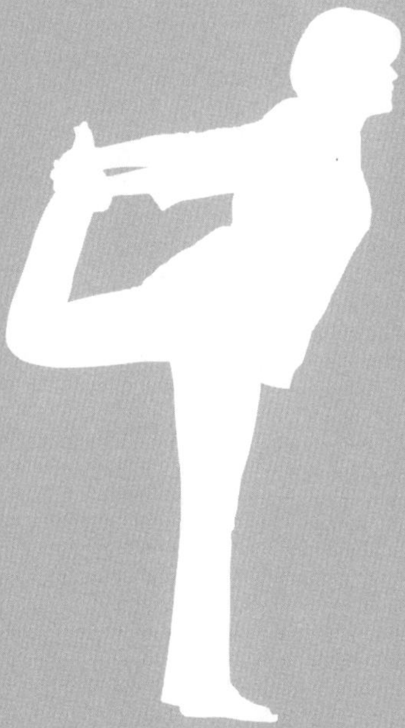

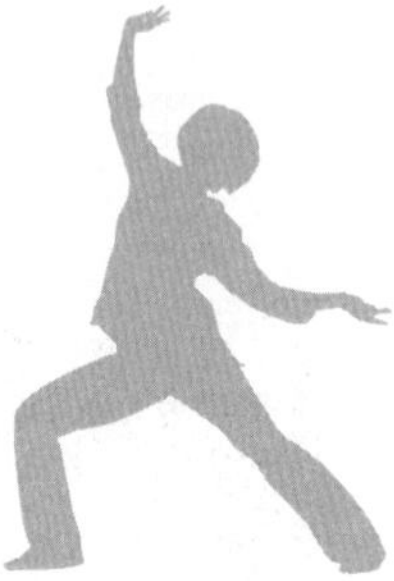

母子之間從身心靈的連結，
到人我的連結，正是慈悲（愛）、平等（和平）、
全然接受（喜悅）的具體展現。

兩個身體的奇妙連結

瑜伽強調身心靈的連結，一般人要真正感受到身心靈的連結需要花一些功夫與時間，但是，孕婦卻是得天獨厚的，能立時立刻透過身心靈的具體變化，來感受到連結的喜悅。

「老師，我好想妳哦！終於又可以來上瑜伽課了！」好久不見的小紅一進門就給了我一個大大的擁抱。

小紅夫妻結婚多年，一直很想生小孩，努力了許久，最近好不容易懷孕了。老公要她別到處亂跑，好好在家待產，當然也嚴禁她來上瑜伽課，怕一不小心動了胎氣。由於是期盼已久的寶寶，小紅的老公在網路上蒐集了所有的胎教資訊，包含了食衣住行育樂各種面向，要小紅在家好好按表操課。

「我知道懷孕的前三個月是最容易流產的月份，所以我也都聽他的話盡量『安分守己』，可是現在已經過了危險期啦，醫生也說孕婦需要適度的運動，如果再不來上瑜伽，我一定會發瘋！」小紅連珠炮地說著：「其實，我最受不了他弄回家的那些胎教的教材，超悶的！他自己也不愛，卻逼我去做，超過分的！」

「妳老公怎會同意妳回來上瑜伽呢？」等小紅喘口氣時，我關心地問。

「我跟他說，運動對孕婦很重要，好心情對孕婦跟寶寶更重要。」小紅喝了口水，繼續說：「他自己也來上過老師的瑜伽課，知道每次上完課，不只疲勞可以消除，連心情都變得好好，而且班上也有好幾個同學懷孕了還來做瑜伽，她們的寶寶也都健康又可愛……最後啊，是他自己脫口說：『老師上課的時候，常說一些愛的語言，這也算是一種很好的胎教吧！』」說到這裡，小紅突然神祕兮兮的笑著說：「我趕緊抓住這個機會對他說：是啊！愛心是最好的胎教啊！所以，我得去上瑜伽課補充一下愛心啊！」

——胎教，是要教媽媽，還是教寶寶?!

坊間有許多孕婦與寶寶的相關書籍，教人如何不要讓孩子輸在起跑點上，從胚胎時期開始，媽媽就必須要聽古典樂、看文學名著……等，甚至有一系列的胎教音樂、胎教書籍、胎教食譜等等，這些輔助工具究竟有沒有用？我覺得是因人而異。什麼樣的人有用？

什麼樣的人沒用呢？性靈因此而成長的人有用處，性靈因此而停滯不前的人則無法發揮功效，這個「人」指的不是腹中的胎兒，而是懷孕的媽媽。

如果這些東西剛好都是母親所不喜歡的呢？母親為了寶寶委屈的看、痛苦的聽，寶寶所感受到的會是音樂的美、文學的好，還是母親的委屈與痛苦呢？希望寶寶擁有良好的胎教，首重媽媽的身心靈照護——身，要有足夠的營養與適度的運動；心，要有滿滿的愛意與平和的心情；靈，要有精進的渴望與成長的能量。

孕育新生，蘊藏愛意

瑜伽強調身心靈的連結，一般人要真正感受到身心靈的連結需要花一些功夫與時間，但是，孕婦卻是得天獨厚的，能立時立刻透過身心靈的具體變化，來感受到連結的喜悅——一個生命從無到有的完整過程、一個身體變成兩個身體的奇妙連結。

孕婦瑜伽所強調的不是體位法的變化與調整，最重要的是要提升感性與靈性的成分，媽媽要先知道甚麼叫做愛，學會感受身體、擁抱身體，學會親近自己、接納自己，因為媽媽的心情是直接影響到孩子。

透過孕婦瑜伽，可以讓媽媽的身體擁有適度而和緩的運動，也能讓媽媽的心充滿愛的能量，進而讓寶寶感受愛的喜悅，不只媽媽的身心靈獲得連結，連寶寶的身心靈也獲得了連結，更重要的是讓母與子之間的愛更加暢流無阻。母子之間從身心靈的連結，到人我的連結，正是慈悲（愛）、平等（和平）、全然接受（喜悅）的具體展現。

新生命，心連結

我有三位師資班的學員，從懷孕初期就開始記錄自己與胎兒的變化與成長，目前，這三個瑜伽寶寶分別是四歲、兩歲半與快兩周歲，媽媽們都說瑜伽寶寶似乎比一般的寶寶好帶、感覺好懂事，活動力與免疫力也很棒，甚至有的寶寶會自己做出某些瑜伽的動作，讓人聽了不免會心一笑。

父母對孩子的愛是無窮無盡的，自己感受到瑜伽的好，便希望孩子也能從小就接觸瑜伽。小孩子的柔軟度，本來就比大人好很多，因此寶寶瑜伽比任何一種瑜伽都更不重視體位法的調整與變化，最重要的反而是增進寶寶的感覺統合能力。

把身體當作遊戲場，藉由玩玩小手、逗逗小腳，讓寶寶專注在一件事情上，觸動他的想像力、讓他盡情發揮表達能力，提升寶寶的自我覺察力。同時，也讓寶寶透過瑜伽的脈絡認識自己、認識人我、認識宇宙，讓寶寶的身心靈在生命之初就得以與宇宙的能量——「愛、和平、喜悅」相連結。

家，是愛的能量最強大的地方；而透過瑜伽的學習，讓媽媽與寶寶更懂得表達愛與接受愛，這便是孕婦瑜伽與寶寶瑜伽最主要的目的。

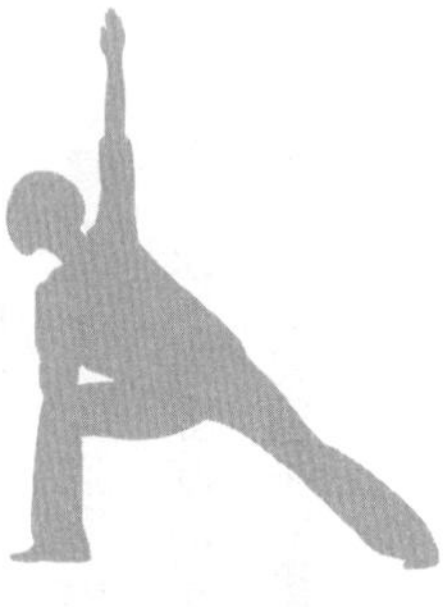

藉著溫柔的觸摸力量，
讓他的身體感覺到被尊重、被接納，
有歸屬感、有安全感。

停止語言，開始用身體溝通心意

「不聊了，我要先去掃墓了！」電話那頭傳來例行性的結語。

每次掛電話前，她的道別語不是「Bye Bye」，而是「要掃墓去了！」三天兩頭就要掃墓，這頻率也太高了點，於是忍不住詢問她。她笑岔了氣地解說：「我說掃墓是指打掃家裡啦！大家不都這麼說，婚姻是愛情的墳墓嗎？」她自我幽默解嘲，讓人哭笑不得。

她的婚姻從「甜蜜蜜」走到「相敬如賓」再到「相敬如冰」，最後是「相敬如兵」，前後不到兩年的時間。最近這一年則又從「相敬如兵」到「相敬如冰」再回到「相敬如賓」。她說：「我們現在算是室友，房東跟房客的關係，他出錢租房子，所以我就出點力掃一下墓。」她笑嘻嘻地彷彿聊著別人家的趣事，然而，這份怕人為她擔心的溫柔，著實模糊了我的視線，不由得心裡發酸。

相愛的兩個人，互許承諾廝守一生，卻在進入婚姻後，成了相怨的兩個人。這傷，很痛！這痛，很傷！

曾經，我的婚姻也陷入膠著，所以特別能體會，那傷，痛徹心扉；那痛，椎心刺骨！

用時間換取空間，不適用於婚姻

由於我的個性太好強，夫妻間經常爭吵、互不相讓，為了學瑜伽，又造成彼此更多更大的摩擦。當時，心裡總是想著只要時間久了，老公自然就會明白我、明白瑜伽。

初學瑜伽時期，為了「擠」出時間上課，每天下班之後，就匆匆忙忙趕回家煮飯、幫兩個小孩洗澡，等到一切家務打點妥當再出門，可是時間常常會來不及，所以只好「忍痛」搭計程車上課，可是老公經常為此生氣，因為他認為上瑜伽課已經是「額外支出」，算是一種浪費行為，而為了這個「額外支出」還要再「額外支出」，那就叫做奢侈了。所以，上完瑜伽課，我都會搭公車回家，然而，怕老公罵也怕自己記性不好，我總是在公車上整理瑜伽筆記，但常常太專心而坐過站，又為此夜歸惹得老公懷疑而更生口角。

為了兼顧護理工作、小孩生活照顧與例行性的家務管理，我經常有蠟燭兩頭燒的壓力，而學習瑜伽所帶來的喜悅，正好彌補了身心的疲累。原以為老公能懂我、體恤我，看著我奔忙的身影，會為了我的努力學習、照顧家庭而給予鼓勵，沒想到，總是換來老公的頓頓責罵，滿腹的委屈、滿心的苦楚經常湧上心頭、夜夜暗泣。

●——語言，不是溝通的唯一形式

一直希望能好好溝通，讓老公瞭解我、瞭解瑜伽，可是每次開口總是不歡而散。然而，當我開始教瑜伽時，情況改變了。內心有個聲音：「我願意花心思讓學生瞭解瑜伽的好，為什麼不願意花心思讓老公明白瑜伽之美?!」

把老公當成一個學生來看待之後，我對他的愛心、關心跟耐心都明顯的增加了。於是，我開始思索：「如何吸引學生的興趣，讓學生喜歡上課呢？」既然他排斥瑜伽，那麼先從「不像瑜伽」的按摩開始吧！

透過指尖、掌心的觸摸，規律的、有節奏感的，時輕時重、時緩時急地給予最細緻的愛，也用雙手感受到了老公身體所回傳的愛——藉著溫柔的觸摸力量，讓他的身體感覺到被尊重、被接納，有歸屬感、有安全感，所以他從緊繃到放鬆、從僵硬到柔軟，實實在在的溫柔、切切實實的溝通，來回震盪在兩心之間。

慢慢地，老公不排斥瑜伽之後，我開始教老公玩遊戲、玩身體的遊戲，沒想到這成了後來雙人瑜伽的雛形。瑜伽不只是柔軟了老公的身體，更柔軟了他的心。他從反對我學瑜伽，變成支持我學瑜伽、教瑜伽的最大力量——他成了我瑜伽修習之行的專職旅伴，開車載著我到處尋訪名師或教授學生。

甚至在瑜伽教室開幕時，不擅言詞的老公上台致詞，說：「我一點也不懂瑜伽，甚至可以說對瑜伽毫無感情，但是我的老婆很愛瑜伽，而我很愛我的老婆，所以自從她與瑜伽談戀愛之後，我就開始學習接納瑜伽，與瑜伽和平共處。」

瑜伽功法不如瑜伽心法

夫妻相處，不難也不易，有許多「眉眉角角」要注意，稍一不慎，輕則「零零落落」、重則「乒乒乓乓」。這道理用雙人瑜伽來說明最適合不過了。因為雙人瑜伽著重的不是瑜伽功法，而是瑜伽心法，這是一門「練心」的法門。

要讓兩個肌肉使用慣性不同、成長背景不同、生活習慣不同，甚至是價值觀迥異的兩個人一起做雙人瑜伽，剛開始確實是需要磨合期，因此在初期練習時難免會出現「你進我也進」、「你退我又退」的尷尬場景，然而如果彼此是純粹的陌生人，雙方會因為遵循禮俗或社會價值觀，客氣又和氣、禮貌兼禮讓地交流溝通，很快地就取得彼此間的共識，達成力柔美並具的完美協調感。

雙人瑜伽，可以輕易地讓陌生人變成同路人，卻也常常讓一對親密愛人赫然醒覺彼此原來是一對最熟悉的陌生人。

相愛的兩個人一起做瑜伽，感覺是很美好的事，可以一起變柔軟、一起變健康。然而，經常事與願違。當雙人瑜伽正式開始，兩個人的身體正逐步變柔軟的同時，兩個人的心卻莫名地強硬了起來，因為期待變多，而習氣不改——都希望對方能瞭解自己、也覺得對方應該瞭解自己，卻不願意放下身段先去瞭解對方，結果就是彼此互相傷害、互相折磨。

如果你願意，重新（從心）學習夫妻間相處的哲學之道吧！透過雙人瑜伽——學習感受對方的感受，學習信任對方的信任，學習心與心的交流，學習愛與愛的流動。

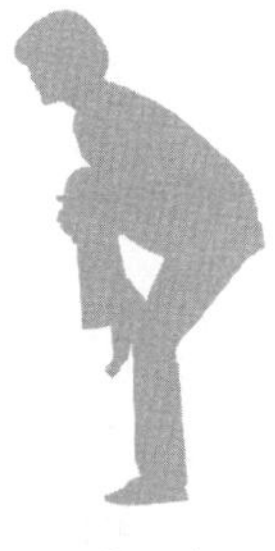

女人要懂得接受愛，更要懂得「討愛」，
這樣愛才會流轉順暢、不止不息、飽滿圓融。

做個懂得「討」愛的女人

每逢過年就是我和老公最容易吵架的時候，不過，今年卻有明顯的不同——因為我終於看懂了這個不擅言詞的男人，他木訥的背後所深藏的巨大溫柔！

往年，只要老公一說要回斗六祭祖，我立刻就會很緊張地開始準備各項東西，搞得人仰馬翻疲累不堪。今年我決定輕鬆一點、隨興地收拾些必需品後，就跟老公出發了。因為公婆已經往生，返鄉的我們已沒有家可住了，所以老公便在市區找了間飯店落腳。入住後，老公對我說：「妳先在房間看電視，我去找老朋友敘敘舊。」若是往常，我聽到這話一定會發火——舟車勞頓來到斗六，卻把我一個人丟在飯店裡；要找老朋友敘舊，難道不能帶我去嗎？若帶著我這麼不方便，又何苦大老遠讓我從台北來……

不過，這次我沒發火，只是單純地問他幾點回來？我這麼平和、溫柔，不是在醞釀暴風雨，準備發火，而是我的想法態度跟往年不同了。我常對學生說：「要尊重身體的每一塊肌肉，給予每一塊肌肉適切而飽足的愛。」那麼，當這個原則運用在生活上時，是不是應該轉譯成：「尊重每一個人，給予每一個人適切而飽足的愛。」我教學生要這樣做，自己當然也得身體力行！

每個人都需要屬於自己的自由的時間、自在的空間，老公只是想去尋找他兒時記憶中的喧鬧，去跟老朋友聊聊同窗時的歡樂，與幼時玩伴一起回味過往時光，他若不想我在一旁，這有何不可呢？我不是也經常獨自靜坐冥想，沉澱過往的生命經歷，老公也沒有因為這樣而生氣啊！

當我能以同理心看待老公的需要，不執著於個人的情緒感受時，事情反而變得輕鬆愉快！老公比預定的時間還回來得早，我問他：「怎麼那麼早就回來了？」老公略顯羞赧地說：「我掛心妳一個人……。」

我體會到當我們給了「愛」充分的時間與空間，愛才會有足夠的時間與空間「回傳」。當愛的傳遞順暢時，夫妻間的爭執磨損自然就減少了，而感情卻更溫潤，如果對於對方的付出多一分感謝，彼此的貼心就會更多了一分肯定。

過了幾天，老公和朋友聚會後，回家聊天時，不經意地說：「因為怕妳跟不熟的人吃飯會尷尬，所以才沒帶妳去！」喔，謎底終於揭曉了！

●——給「愛」充分的時間與空間

我常說：「尊重不同肌肉的不同需要，用它需要的方式愛它。」所以在生活中我學著更深入的去體會老公的個別狀況，而不再把自己的看法當成理所當然，對老公的很多事，我學著放寬去看，去給予愛，慢慢地我看見老公藏在木訥後面深刻的溫柔。

像今年春節，學生們提議：「大家年初二回自己娘家，年初三要回瑜伽娘家。」我沒多想就歡喜地答應了。等我興匆匆地告訴老公：「年初三，師資班學生要到家裡來拜年！」老公一聽，勃然大怒說：「沒事幹嘛請人家來家裡……」我不懂老公為什麼生氣？心裡納悶：「是怕人家來吃東西，太花錢嗎？但，又沒多少錢……」儘管心中有疑惑，我卻沒說出口，不然不免又是一頓爭吵。

初三一大早，老公就開始忙進忙出，打掃內外、煮人參紅棗茶……，我不解地看著他，心想：「不是不喜歡請人來家裡嗎？怎麼又那麼熱情地準備呢？」看著忙得滿頭大汗的老公，我不捨地說：「我訂了六點的餐廳，她們三點多才會來，你不用那麼緊張，時間還很多。」

老公準備好款待客人的東西之後，中午便外出辦事去了，快六點時，他打電話給我：「是在哪家餐廳吃飯？我開車去跟你們會合。」接到這個電話，我很開心：「原來他沒有不高興，不然就不會想來跟我們吃飯了呀！」

——男人的愛，不在口頭上，而在行動上

害羞而不擅言詞的老公，和不熟的人聚會時，會感覺尷尬又不自在，但又不知道如何解除窘境，所以聽到學生要來家裡拜年，內心警鈴大響而怒吼，而我卻誤以為他不喜歡家裡來客人。因為他深知這種令人難受的尷尬氣氛，也才會在回斗六時，留我一個人在飯店看電視，想當然耳是體貼我，不讓我受這種苦。而過去的我，卻無法體會他的用心與溫柔，反而因此生氣與他大吵特吵。

跟老公相處三十年了，對老公的溫柔體貼、呵護付出，依然常有懵懵懂懂的時候，而不擅言詞的他面對經常性的誤解，卻用更大的寬容心來「海涵」。「海涵」之中，我看見老公無怨無悔的付出、相知相伴的溫柔，與全心全意的愛寵。老公雖然不擅言詞，卻身體力行了愛！

——愛感謝，感謝愛

為了回應老公的愛，我不再只是心懷感謝，轉而向老公學習「身體力行」——將愛宣諸於口，付諸於行動。

有一天，天氣特別冷，老公離開被窩時，特地幫我把被子蓋好，我睜開惺忪的睡眼，

給了老公一個擁抱，說：「謝謝！你對我真好！」當我表達了感謝之後，我得到更多的愛——老公從此每天都幫我蓋被子。

其實，夫妻相處之道，與雙人瑜伽的「應對進退」很像。兩個人都必須放下成見（原生家庭的既定觀念），透過言語溝通、肢體協調，加上用心溝通、用心感受，動作才不會失去平衡。然而，很多人在夫妻相處時，懂得付出愛或接受愛，卻不懂得「討愛」，雖然對愛有期待，卻羞於講清楚，或吝於說明白，總以為對方有一天會懂。如果只懂得「給」，卻不懂得「要」，無止盡的給予，換來的只是身心靈俱疲與愛的枯竭，到頭來不免感嘆「真心換絕情」。

感受到愛時，要心存感激、大聲讚揚，讓對方知道：「他付出的愛，已經被完整接收。」當對方給予的愛與期待不符時，不要羞於表達，表達的目的不是指責怨懟，而是為了讓彼此的愛有交集；當我們給予的愛與對方期待不符時，不要吝於改變，改變的結果不會減損自尊，只是為了讓彼此的愛能善運任轉。

夫妻之間，不但要懂得付出愛，也要懂得接受愛，更要懂得「討愛」，這份愛才會流轉順暢、不止不息、圓融圓滿。

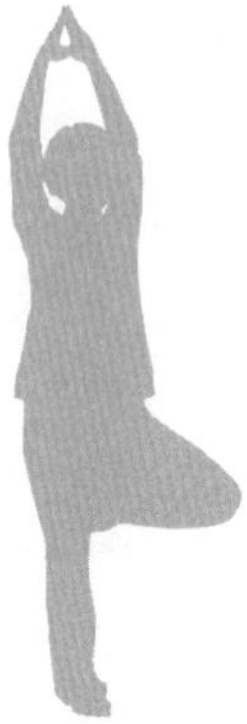

被愛包圍的人，
才有足夠的能量創造奇蹟。

要創造奇蹟的人

一個三十出頭的年輕男子，竟然罹患癌症，而且從舌頭、肩頸，直到橫膈膜都有癌細胞的蹤跡，醫生已經宣布：「沒希望了！」卻在因緣際會之下，由瑜伽師資班的學生帶來找我做靈氣治療。

在做靈氣治療之前，有些前置的溝通與作業是必須的。

我問：「醫生是怎麼說的？」

他說：「醫生說已經沒希望了。」

我問：「那你自己的感覺如何？」

他說：「嗯……身體已經不行了，但是心還在！」

我問：「你想要做什麼呢？」

他說：「我想創造奇蹟！」

我問：「如果你好了以後，你最想要做甚麼？」

他說：「我希望能和大家分享我所創造的奇蹟！」

一個有如此強烈求生意志的人、一個有如此分享熱忱的人，整個宇宙都會聯合起來幫助他的——我們隨時都可以改變心念，只要重新做出選擇，人生的光景便能就此翻轉！

●——心念是原因，環境是結果

三十出頭的他，是長子也是獨子，妹妹們的學歷都是大學以上，只有他國中畢業就出來工作了。不愛讀書的長子兼獨子，一身肩負父母長輩的期待、一心做好妹妹們的榜樣，日夜拚搏、有苦也不言。省吃儉用存滿一桶金，投資生意、股票，遇上金融海嘯，被巨浪吞噬一百多萬，認賠殺出，想想還是留些本兒回老家養雞吧。但是，養雞場還來不及生金雞蛋，就遇上颱風水災，兩百多萬就此石沉大海、一去不復返。災後，心情尚未重建，竟遇上身體需要重整，癌細胞在臟腑之間跳躍、在血脈之中流竄。這生命劇本一路狂飆，趕進度似的，不給人喘息的空間。

身為長子兼獨子的他，從小一心要比人強，然而不愛讀書、成績不良，卻成為他心中永遠的痛，無法言明又無法訴苦，於是用毫不在乎、一派輕鬆來掩飾心情跌宕，並且同時學習多項才藝，讓自己依然保留身為長男的尊嚴。國中畢業後，便離鄉北上、刻苦打拼，為的也是出人頭地、吐氣揚眉，力證長男風範堅毅卓絕；然而內心深處的自卑感、孤寂感，卻認為自己不配成功、無法成功，轉而向宇宙呼求挫敗的體驗、失敗的經驗，於是天災、人禍接踵而至。內心經年累積的壓力與孤寂，終於，不能自已的仰天呼救、冀求憐憫，將所有不平、一切委屈都爆發在身體之上。

身體，會記憶心靈的傷痛；而心靈，能創化身體的疾病。然而，當身心靈都嚴重受創，長期累積的痛楚一如山洪暴發，綿延千里、哀鴻遍野時，他反而平靜了，似喧囂過後的清寂、如戰亂過後的和平——他開始面對自己、看清自己，開始走自己應該要走的路，平心靜氣地選擇另一窗風景。

——心念不空過，我願無窮盡

當靈氣治療結束時，他整個人充滿了光與喜悅。他說：「現在，我愈來愈有信心可以創造奇蹟了，因為我感覺自己充滿了力量！」聽到他這麼說，我著實感到安慰的同時，也深深地祝福他。

醫生可以治療他，家人可以支持他，靈氣可以幫助他；但，真正能夠創造奇蹟的人，只有他自己，只要他的信念夠堅定，只要他對人類的愛夠堅定，我相信，他一定可以創造出屬於自己的奇蹟。

人生的滋味，來自於各式各樣酸甜苦辣鹹的佐料，好不好吃?!因人而異，實難論定。不過，千萬別忘了，我們就是那位巧手大廚，只要心念一轉變，隨時可以更改酸甜苦辣鹹各式佐料的配方比例。生命的長度有限，我們無法掌控，但我們可以拓展出無限的生命寬度；一如我們無法控制天氣陰晴、月亮圓缺，但我們可以隨時改變自己的心情與態度——時時疼愛自己，處處感恩他人。

愛的力量，足以超越生命的長度、心靈的寬度、靈魂的深度。

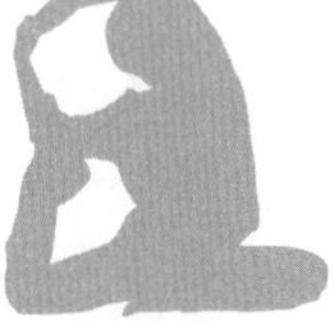

愛，是能量、是感覺，它沒有形體、更無重量；
而擁抱，卻能把愛真實化，
讓眼耳鼻舌身意都浸潤在愛的懷抱裡。

當個神仙媽媽，還是凡人媽媽

「我好想念以前的媽媽！」兒子嚷嚷著。

襯著迷濛月色、朗朗夜空，心緒飄揚的當口，與兒子從閒話家常，聊到兒時趣事，再暢談內心嚮往，原來……我們可以那麼遠，也可以這麼近！兒子一句無心之語，令我沉吟許久、如夢初醒……。有多久沒和兒子深情對話至半夜了？幾乎遺忘這種感覺……。

——擁抱愛，愛擁抱

孩子小的時候，如果感冒生病，媽媽必定奔來跑去、張羅吃食藥飲，三不五時來摸摸發燒的額頭、抱抱發燙的身軀，雖然感冒生病很不舒服，但是卻覺得很幸福！因為媽媽的懷抱很溫暖、很有安全感，一如飄搖的小船進入溫柔的港灣，再大的狂風巨浪終將停歇遠離——媽媽的懷抱，是安心的所在、是蓄積能量的場域。

但是，現在如果感冒生病，媽媽會說：「來，趕快用靈氣治療。」媽媽盤腿而坐、屏氣凝神，用掌心傳遞出溫熱靈氣治療身體的不適。感冒或許好得更快，但……卻在心裡形成一個空洞，無底似的、虛軟無力。現在的媽媽像神仙，很神奇、有魔力，但感覺好虛無，我好想念、好想念以前的凡人媽媽，會抱抱、會親親，感覺好真實。

愛，是能量、是感覺，它沒有形體、更無重量；而擁抱，卻能把愛真實化，讓眼耳鼻舌身意都浸潤在愛的懷抱裡；讓彼此得以回歸太初，重拾人我合一的感動。

親親寶貝，寶貝親親

孩子年幼時，總是特別愛黏著媽媽，在媽媽跟前恣意的任性、胡鬧、耍賴、撒嬌、搞笑……，這種種可愛可笑的舉動，都只是為了博取媽媽注意而耍的小心機，只要媽媽一個微笑、一個擁抱、一個親吻，來一段「愛的呼呼」、「愛的惜惜」，那翻天覆地、騷動不安的小小魔頭，終將破涕為笑、雨過天晴般，漸次變為酣然甜美、稚嫩良善的天使寶貝。每一個為人母者，都必定經歷過這段可恨復可愛的笑淚光陰。

曾幾何時，「愛的呼呼」、「愛的惜惜」走入歷史，漸漸成為回憶中的浮光掠影。是孩子長大了，所以……不需要了？還是父母奔波於生活、忙碌於經濟，而無暇給予？又或是社會環境教育，教導我們男女授受不親、人我分際要分明？勾肩搭背、攬腰扶手、牽手擁抱……等「身體接觸」，儼然成為「肌膚之親」的前奏曲，滿是「性暗示」的意味。所以人我之間有了「安全距離」，連父母與孩子間也充滿「保持距離，以策安全」的警語。

●─假安全，真距離

「保持距離，以策安全」充斥生活各個層面，造成社會人我疏離，然而身體「保持距離」的同時，是否也讓彼此的心靈有了距離感──父母孩子互相怨懟代溝似海深、隔閡比山高；男女夫妻互相埋怨對方不解風情、不懂體貼；上司下屬彼此抱怨中看不中用、馬屁比人強；連路人甲與路人乙之間，都驚懼疑猜對方獐頭鼠目、恐非善類。

人我之間，成見日多、隔閡日深，為了「安全」起見，我們畫地自限，把自己圈圍在自認為安全的範圍之內，彼此井水不犯河水、大家自掃門前雪，誰也不得越雷池一步，「人際疏離」於焉產生、「百年孤寂」油然而生。

「疏離」與「孤寂」，為我們創造了安全範圍，但，人們是否因此而獲得了「安全感」與「避風港」？如母親懷抱般的「安心所在」，是否已經消失無蹤、蕩然無存?!

心調整，調整愛

在印度修習瑜伽，導師是不會幫學員做調整的，因為印度強調的是「自性，即神性」，每個人都可以由自己的根性、悟性而創造出一番與眾不同的天地光景，所以剛到印度修習瑜伽時，有點兒不習慣，心情相對的很複雜、內心也因此出現掙扎不安——不斷反思——在教授瑜伽時，究竟該不該幫學生做調整呢？幫學生做調整，是否意味著不信任學生的自性、悟性，不相信學生能憑一己之力開創美好前程呢？若是不幫學生做調整，任由學生在瑜伽修習的道路上載浮載沉、不得其門而入，何其忍心？

直到兒子開玩笑似地抱怨：「我尊敬現在的神仙媽媽，但我好想念以前的凡人媽媽！」這句話給了我當頭棒喝，也讓我重新確認了瑜伽教授道路上的方向與準則。

現代人資訊很發達，又強調「樂活」、「慢活」等精神，大家都孜孜不倦、汲汲營營地追求心靈的豐富性與層次提升，所以每個人的心靈都是獨立而富美的，然而「孤寂感」卻從未遠離，「人際疏離」使得每個富美的心靈都在尋覓「安心的所在」。因此，在教授瑜伽的道路上，我總是調整學員的身體，希望能透過身體的調整、學習，讓每個獨立而美好的心靈得以連結，如此一來，愛也就能生生不息、暢流無阻了。

因此，很多師資班的學員都很認真的照相、做筆記，希望能把我對學生的調整一一描摹起來，以便將來可以應用在其他學員身上，然而「調整」最忌諱的就是，把老師學會的

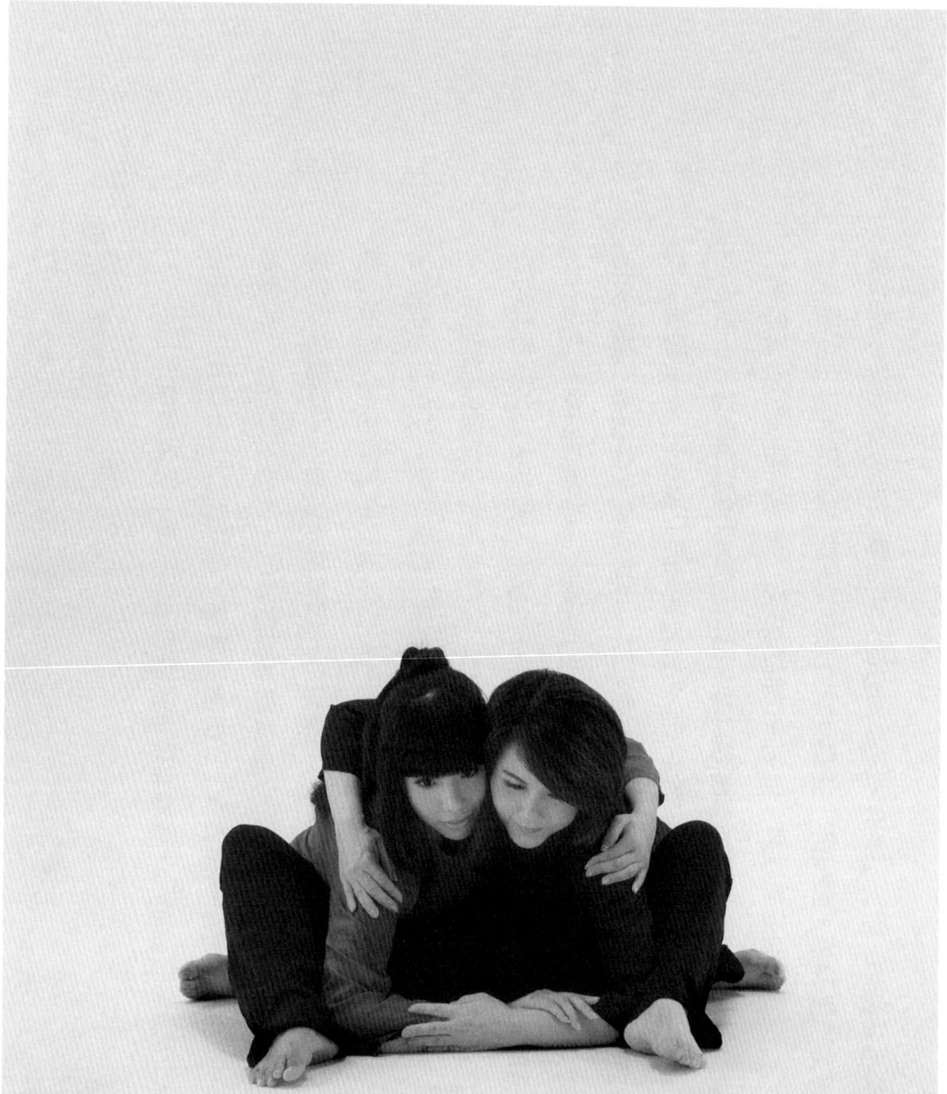

雙人瑜伽

瑜伽動作中的調整，並不在於動作的有樣學樣，而是在於融入對方的心念、融入對方的身體，「將你心換我心」、「苦人所苦」，以一種母親看顧孩子的心思、態度，給予不同學員個別所需要的「愛的呼呼」、「愛的惜惜」。

「自以為是」強加在學生身上，若只是給老師會的，而不是給學生需要的，終將淪為「邯鄲學步」而進退維谷，因為「調整」並不在於動作的有樣學樣，而是在於「人我合一」，融入對方的心念、融入對方的身體，「將你心換我心」、「苦人所苦」，以一種母親看顧孩子的心思、態度，給予不同學員個別所需要的「愛的呼呼」、「愛的惜惜」，如此才真的做到了「調整」的精髓。而不是一味的提供自認最好的「靈氣治療」。這樣的態度用在人際上的一切，自然會消弭距離感，給出最切當的「愛的調整」。

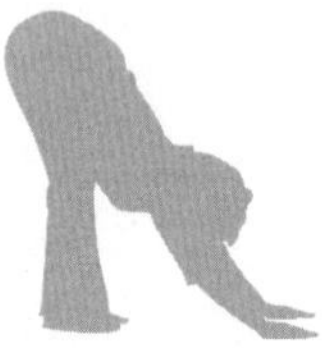

身與心是連動的，只有心有所感知，
身體的感受才會鮮明，
而當身體熟悉、純熟於動作、姿態之後，
心就會進一步的豁然開朗。

攜手伴我一生

身邊總有些人誤會我是個急性子，其實我不是急，我只是積極！在學習精進的道路上，我從不言悔、從不喊累，有些人以為這樣的動力來源，必定是因為旺盛的企圖心與堅強的意志力，其實並不是這麼一回事，支撐我不怕苦、不怕難，勇敢向前行的驅動力，完全來自於丈夫無怨無悔的付出、相知相伴的溫柔，與全心全意的愛寵。

丈夫的愛，給予了我大無畏的勇氣向前；丈夫的愛，支撐了我度過無數坎坷荊棘；丈夫的愛，豐富了我平凡無奇的人生。我感謝丈夫對我無時無刻的呵護，感謝丈夫對我無窮無盡的付出，感謝丈夫對我真心真意的寵愛。

在學習精進的道路上，我從不言悔、從不喊累，一切都是因為老公在夫妻感情的道路上，也從未言悔、也從未喊累，總是默默地慷慨給予、無盡付出，不停澆灌愛的能量給我，我才能有滿滿的愛給學生、給眾生。如果，我在修習瑜伽的道路上，有所長、有所成，一切都要歸功於丈夫的支持與鼓勵——不擅言詞的他，有一顆最善解人意的心。

●——學習之路：定下心，用對心

從小對於看不懂、學不會的事物，總要琢磨再三、深究再三，直到理出頭緒、找出解決方法為止。學生時代，因為體格壯碩、體能優異，被學校體育老師遴選為鐵餅、鉛球、標槍的三鐵運動選手。剛開始接觸三鐵運動時，以為這是一種比賽看誰力氣大的運動，只要使盡全力，自然就能有好成績。但是，不論我怎麼丟鉛球，總是丟不遠，因此再次挑選出賽選手時，我成了後備選手，卻也因為是後備選手，讓我有機會定下心來仔細端詳、研究同學的姿勢與技巧，每天上學前與放學後都會在自己家裡揣摩動作，加以練習。當動作日漸純熟之後，赫然心領神會，原來不是丟鉛球，而是推鉛球。自此之後，我的三鐵成績突飛猛進。

學生時代的經歷，讓我發現要學習一項新事物時，除了擁有熱忱的心，更重要的是要定下心來，沉澱再三、細究再三，因為身與心是連動的，只有心有所感知，身體的感受才會鮮明，而當身體熟悉、純熟於動作、姿態之後，心就會進一步的豁然開朗。這跟瑜伽講求連結身心靈的道理是相同的，也就是說，當身體能放鬆，心靈也輕鬆；而心靈能放鬆，身體亦輕鬆。所以，身心靈是連動的、身心靈是相互成就的。

因此，當我一接觸到瑜伽時，就完全折服於瑜伽的魅力，自此一頭栽入了瑜伽的世界。在瑜伽的世界裡，我一心學習、全心精進，整個人進入了「忘我」的境界。因為忘我，很多時候也忘了老公，忘了給老公飽足的愛，忘了感謝老公無怨無悔的付出。

感情之路：愛感謝，感謝愛

初學瑜伽之時，每天下班後，趕著回家煮飯、幫小孩洗澡，一切打點妥當，再匆匆忙忙搭計程車去上瑜伽課，搭公車回家時，總專注在作瑜伽筆記，常會不小心坐過站。為了兼顧護理工作與小孩生活照顧，經常有蠟燭兩頭燒的感覺，然而學習瑜伽所帶來的喜悅，正好彌補了身心的疲累。原以為老公看著我奔忙的身影，會為了我的努力學習、照顧家庭而給予鼓勵，沒想到，竟換來老公的頓頓責罵，滿腹的委屈、滿心的苦楚頓時一擁而上、暗夜自泣。不過，當我開始接觸心靈成長團體，定下心來靜坐冥想，慢慢開始學會分享，讓老公清楚我的學習之喜悅，也讓老公放下擔憂我安危的心之後，他開始成了我的瑜伽拜師之行的專職旅伴，開車載著我到處尋訪名師。當我們對愛的期待有了交集，夫妻間的爭執變少了，夫妻間的感情增加了，對於對方的付出多了一分感謝，對於彼此的努力多了一分肯定。

後來，剛開始教授瑜伽之時，為了累積教學經驗，不論學生在多遠的地方，我都願意去。當時我都是利用下班或放假的時間去教授瑜伽，加上要兼顧小孩教育與家庭瑣事，時間總是不夠用，路途總是太遙遠（當時的大眾運輸系統沒有現在那麼發達），所以常常都是老公開車載著我滿街遊走，到了目的地，我就進屋教授瑜伽，而老公就在車上呆坐一至兩小時——傻傻等待、靜靜守候，是他對我最大的溫柔與寵愛，然而當時的我，卻不明白！

對於一個女人家山高水遠的趕路，老公是心疼的，因此堅持專車接送（老公甚至常常要請假，卻連一句抱怨也沒有）；加上當時很多課程都是採用「一對一」的方式，雖說知道學生的背景都是良善之人（當時學生清一色也都是女生），但是進了陌生人的家，無法親眼確認老婆的安危，對於在外佇足等待的老公來說，每一分鐘每一秒鐘都是一種慌疑的煎熬、一種驚懼的凌遲。睜大了雙眼、伸長了脖子，終於盼到了老婆平安出屋、完好入車，看著老婆神采飛揚講著今天的教學收穫，懸盪著的一顆心終於悄然放下——默默無語、淺淺微笑，是他對我最深的體諒與信任，然而當時的我，卻不明白！

常常聽人說：「女人善於等待」，然而男人的等候，卻更加綿長而不著痕跡，默默的愛、深深的情，不逞口舌之能，而自然流洩於日常生活，他從不要求我要知道他對我有多好！直到學生們紛紛以師丈為偶像而嚷嚷：「我將來找老公一定要像師丈這麼溫柔……，」或是有學生會說：「我老公真應該跟師丈多學學，人家師丈多麼疼老婆……。」雖然感受到老公很疼愛我、很呵護我，但沒想到老公的愛是如此巨大、豐盛，老公雖然不擅言詞，卻身體力行了愛，老公對我的愛，早已滿溢、人盡皆知，而我只有感恩再感恩！

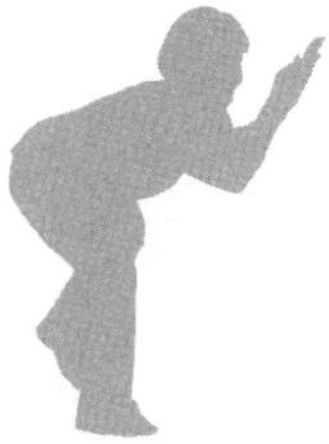

能細緻地愛自己，才能去愛別人，
不懂得愛自己，怎麼會快樂，又怎麼懂得愛別人？

從瑜伽找到愛

最近有些事讓我很感動，我很清楚的「看到」，愛的能量真能透過瑜伽誘導出來，而且可以傳遞。

——課堂上的省思

長久以來，瑜伽一直和修練、苦行連結在一起，很少人會把瑜伽和快樂聯想。在我年輕學習瑜伽時，也執著於苦練，我每天很認真的重複練習瑜伽動作。

但當我教瑜伽時，苦練加重學員身心的負擔，我不忍照著我老師訓練我的方式，來訓練我的學員，瑜伽得轉化成學員們需要的東西，它被轉化為「愛」。

透過瑜伽，學員們細緻地感覺和對待身體的每一塊肌肉，學習很溫柔、很貼心、很平等地接納自己身體的每一種狀態。上瑜伽課變成一種享受、一種嬉戲、一種「愛」的學習。

前些日子，我到一所大學演講，對象主要是教中文的老師，我們沒有探討高難度的瑜伽動作，而是拿瑜伽動作來紓解上背和腰部肌肉的緊繃，我們玩得很高興，完全沒有「你是動腦的」、「我是教動作」的隔閡。

學習瑜伽的「用」

今年我在一家科技公司的瑜伽課，男士報名者大增，已占到一半。以前這堂課幾乎都是女生，男士們排斥這種不夠「man」的訓練，現在他們很實際地想來善待自己。

有一位男士剛做雙人瑜伽時，總是很「費力」的拉動對方，我一直嘗試教他不要給對方壓力，輕柔地、輕鬆地成就自己和成就對方。有一次，我終於忍不住點他：「你女朋友一定不喜歡這麼被你掌控。」他下課時與我深談，後來他透過瑜伽，學習把「力量」放掉，也讓自己變得輕柔。

我深信透過「身」的改變，可以調「心」。能細緻地愛自己，才能去愛別人，不懂得愛自己，怎麼會快樂，又怎麼懂得愛別人？我希望透過瑜伽，學員學會愛自己、進而愛周圍接觸到的人，這就是我的瑜伽的「用」，過去我深信必然如此，最近我清楚地看到真的如此，這回饋令我感動。

去年底，一位同輩的朋友回國來看我，她隨老公外派國外，住在一棟老舊的公寓裡。她告訴我，一開始人生地不熟，非常害怕、也很寂寞。後來，她認識一位60多歲的退休太太，帶著那位老太太，兩人一起在她的寓所做瑜伽，她從輕瑜伽帶著老太太做，半年後，老太太身體改善了，介紹其他人一起來，透過瑜伽，她在異國交到好朋友。

現在還有不少人執著於修練的瑜伽才是瑜伽，在我的認知裡，瑜伽具備很多能量，可以轉化成很多形式，可以視需要，拿想要的能量來補自己的不足，苦行所產生的精進能量只是其中之一。

在物資缺乏、醫療資源不足的古代，修練瑜伽可以抵禦惡劣的自然環境，增進自己存活的能力；需要歡樂和活力時，瑜伽也能轉化成舞蹈，瑜伽之神濕婆神本身也是舞蹈之神；現代社會宅經濟發達，瑜伽也可以轉化為與自己互動、與別人互動的媒介，用來學習愛自己和愛別人。

對我來說，儘管形式不同，但它們都是瑜伽，源頭是同一個。換句話說，作為瑜伽老師，除了學習瑜伽的「用」，傳統瑜伽是共同的必修功課，傳統瑜伽才是根。但傳統的瑜伽來到現代，必須符合現代人的需求，才能與現代連結，所以它必然被賦予新的詮釋和新的生命力。

因應於我的學員的需求，傳統瑜伽走到現代，成了愛的瑜伽。

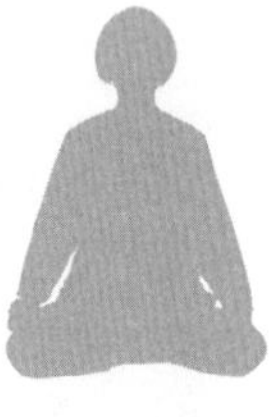

即使生病也不輕易放棄自己的身體，
快樂是你的權利。

瑜伽是一種生活

阿珠姐已經七十多歲了，家住三重，每次來復興北路上課都是第一個到，風雨無阻；見到人總是笑嘻嘻，十分開朗；任誰也看不出，她是一個開過兩次刀的癌症病患。

阿珠姐有兩個女兒，都跟我學過瑜伽，兩年多前她們打電話給我，要將母親交給我。原來當時的阿珠姐大腸癌開刀後，又檢查出罹患淋巴癌，她心臟不好，裝了心導管，還有糖尿病，膝蓋也老化了。女兒們很孝順，常帶她出去走走、玩玩，甚至出國旅遊，但是阿珠姐常喊這裡痛、那裡痛，一點興致都沒有，女兒們實在不忍心見母親受痛楚的折磨，因此希望我能藉由瑜伽「身、心、靈」的導引，讓母親身體上的痛楚減輕一些，臉上的笑容增多一點。

動作輕一點，生活輕鬆點

第一天來上課，我請阿珠姐靠牆坐在地上，用手去一個一個扳自己的腳趾頭，剛扳時，她皺著眉喊痛，於是我用話語來引開她的注意力，同時導引她如何看自己的身體，進而接受自己的身體、愛自己的身體。我說：「阿珠姐，妳曾經這麼仔細地看過自己的腳趾頭嗎？」她搖搖頭。我接著說：「妳已經七十多歲了，想想看，這雙腳為妳走了多少路，它們好辛苦喔，妳應該好好感謝它們才對。來！幫它們搓一搓、扳一扳、轉一轉，讓它們舒服舒服。」阿珠姐低著頭，專心地搓著、扳著、轉著、玩著自己的腳趾頭，不再喊痛。

接下來的幾堂課，我依然要她坐在地上玩自己的腳趾頭，還幫她準備了兩支按摩棒，一支在教室用，一支讓她帶回家用；中途我會拿著按摩棒，像在跟她玩遊戲般，在她的肩膀、手臂、腿上、腳底，搓一搓、按一按，一方面教她如何正確使用按摩棒，另外一方面藉由教學互動，加強她學習的信心。

我之所以教阿珠姐先從玩自己的腳趾頭學起，是有原因的。中醫《皇帝內經》中提到：「百病始於腳，人老腳先衰，養生先養腳，護足不畏老。」我們的雙腳匯集了人體的六條經脈，六十六個穴位，等於是人體的一個縮影。若能經常按摩、活動雙腳，便能促進人體血液循環，幫助調理內分泌系統，增強人體臟器器官機能，取得防病治病的養生保健效果。

我告訴阿珠姐，人的身體就像一顆樹，而人的腳就相當於樹的根，「樹老根先衰，樹枯根先竭；而樹根不牢，風吹就倒。」人的老化衰弱過程大多從腳開始，要延緩老化就從雙腳開始，所以才會有「腳健人身壯，腳勤人長壽」一說。阿珠姐聽了我的話後，腳趾頭玩得更起勁了。

然後我一個動作一個動作帶著她做，帶到她的背脊有力量了，再一步一步帶著她拉開肩膀的肌肉。我常用鼓勵的方式：「阿珠姐，妳好棒喔！這個動作不簡單做，很多少年人也沒辦法呢！」阿珠姐呵呵笑著說：「係恁嘸甘嫌啦！」其他學員也被阿珠姐認真學習的態度感動，紛紛加入鼓勵的行列。就在肯定與讚美聲中，阿珠姐愈來愈有信心，也愈來愈開朗。

——在瑜伽裡，找到歡喜

學習瑜伽一段日子後，阿珠姐住院做第二次開刀手術。複診時，她的主治醫師十分驚訝的問她：「這次妳的恢復能力比上次好很多，是做了什麼嗎？」她開心地說：「我在做瑜伽。」

休息半年後，阿珠姐繼續來上瑜伽課，教室裡充滿她爽朗呵呵的笑聲。

就這麼我一步一步帶著阿珠姐，讓她蛻變成今天的她。事實上我只用了一個方法，就是讓她回到「反璞歸真」的感覺，因此才能心情愉快，認為來上課是一件讓她開心的事。

從阿珠姐身上，我看到一個傳統的老媽媽，即使老了、病了、身體痛了，仍然堅持不放棄的力量。

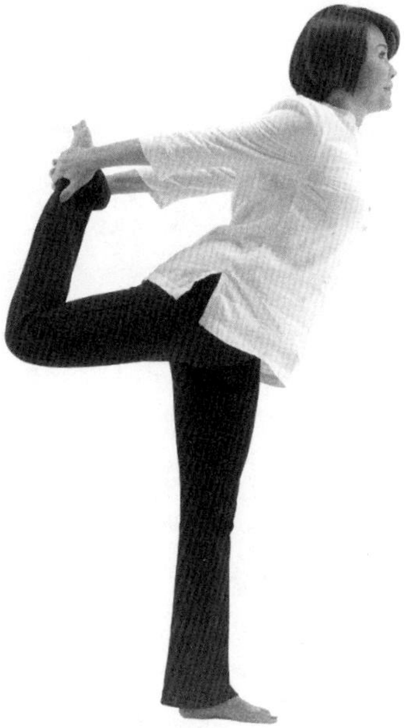

More 19

聽身體說故事

作者——佘雪紅
文字整理——林家淑
特約主編——曾惠君
設計構成——吉松薛爾
攝影——賴光煜
校對——曾惠君、魏秋綢

發行人——蘇拾平
總編輯——蘇拾平
副總編輯——于芝峰
業務——郭其彬、王綬晨、邱紹溢
行銷——陳雅雯、張瓊瑜、蔡瑋玲、余一霞
出版——橡實文化 ACORN Publishing
地址：臺北市10544松山區復興北路333號11樓之4
電話：02-2718-2001 傳真：02-2718-1258
網址：www.acornbooks.com.tw
E-mail 信箱：acorn@andbooks.com.tw
發行——大雁出版基地
地址：臺北市10544松山區復興北路333號11樓之4
電話：02-2718-2001 傳真：02-2718-1258
讀者傳真服務：02-2718-1258
讀者服務信箱：andbooks@andbooks.com.tw
劃撥帳號：19983379 戶名：大雁文化事業股份有限公司
印刷——中原造像股份有限公司
刷次——初版一刷
刷次——初版四刷
出版日期——二〇一六年十二月
定價——二八〇元
ISBN——978-986-6362-38-5（平裝）

聽身體說故事／佘雪紅作．— 初版．— 臺北市：橡實文化出版：大雁文化發行，2011.10
216面；17×22公分

IISBN 978-986-6362-38-5
1. 瑜伽 2. 靈修

411.15 100019793

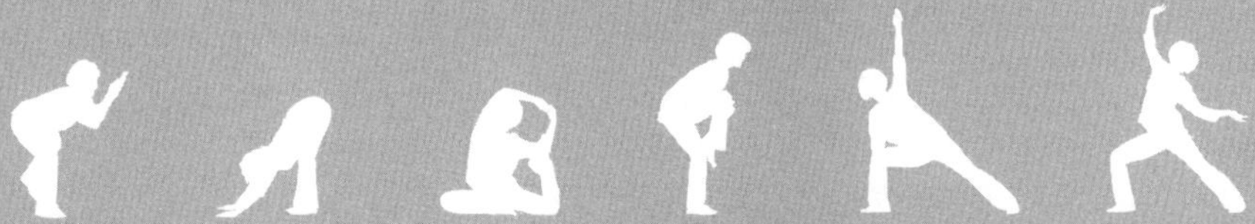

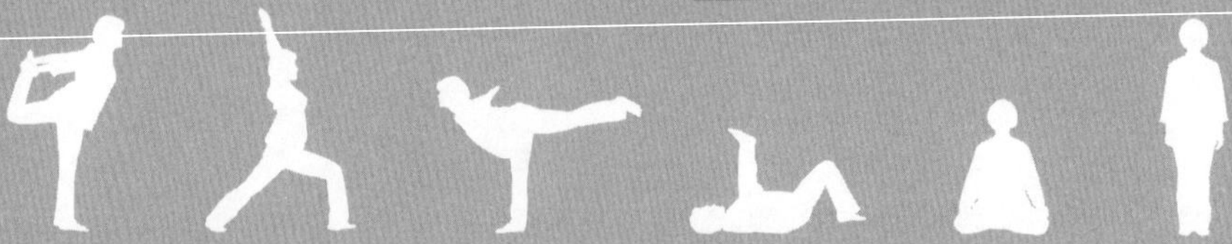